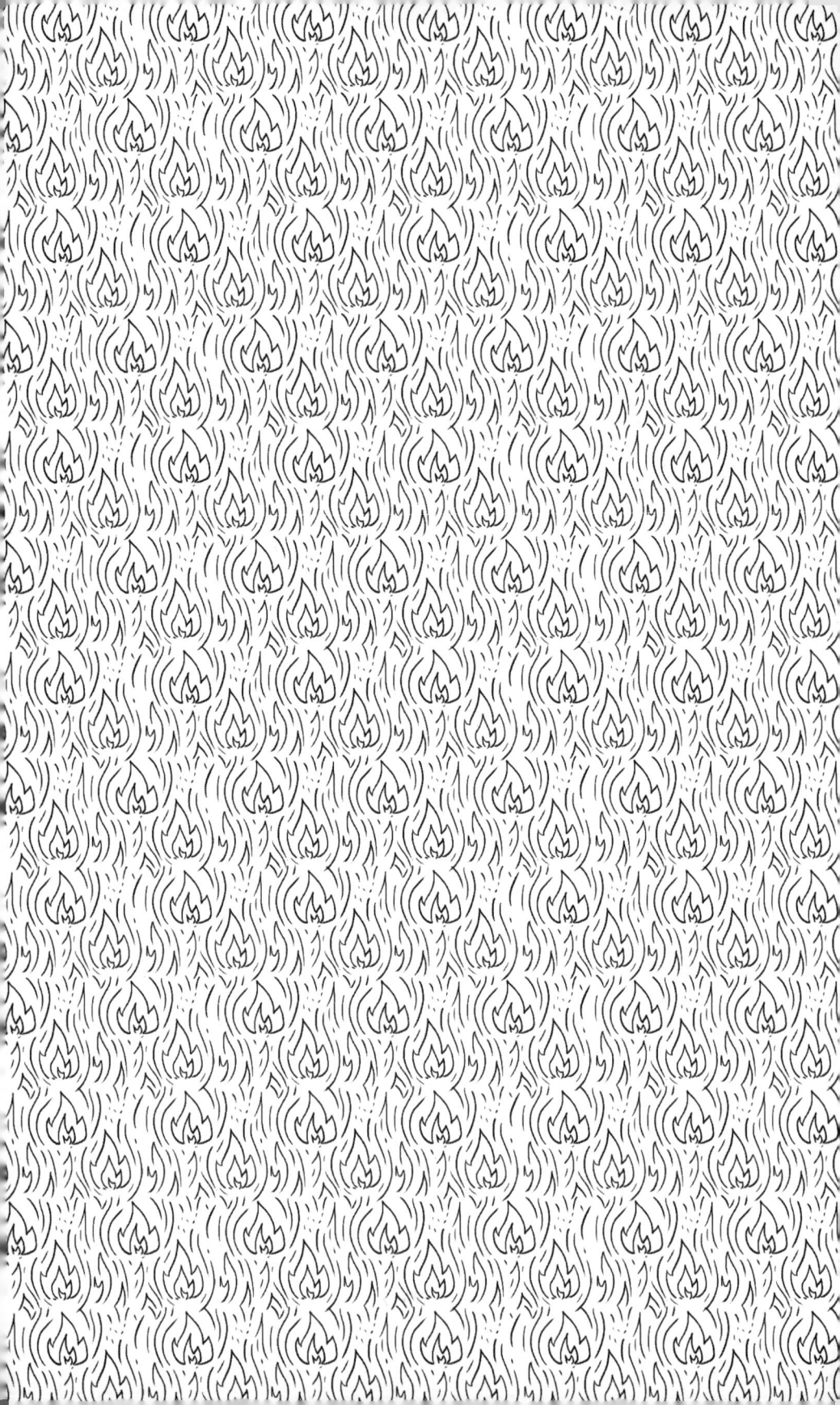

MARIANA CARBAJAL

ENCENDIDAS

Un viaje íntimo por la menopausia
Una guía para anticiparse y transitarla mejor

Grijalbo

Papel certificado por el Forest Stewardship Council®

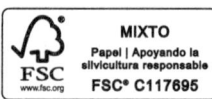

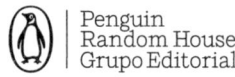

Primera edición: julio de 2025

© 2024, Mariana Carbajal
© 2024, Penguin Random House Grupo Editorial, S.A.,
Humberto I 555, Buenos Aires
© 2025, Penguin Random House Grupo Editorial, S. A. U.,
Travessera de Gràcia, 47-49. 08021 Barcelona
Diseño de interior e ilustraciones: Yamila Murán Leivas

Penguin Random House Grupo Editorial apoya la protección de la propiedad intelectual. La propiedad intelectual estimula la creatividad, defiende la diversidad en el ámbito de las ideas y el conocimiento, promueve la libre expresión y favorece una cultura viva. Gracias por comprar una edición autorizada de este libro y por respetar las leyes de propiedad intelectual al no reproducir ni distribuir ninguna parte de esta obra por ningún medio sin permiso. Al hacerlo está respaldando a los autores y permitiendo que PRHGE continúe publicando libros para todos los lectores. De conformidad con lo dispuesto en el artículo 67.3 del Real Decreto Ley 24/2021, de 2 de noviembre, PRHGE se reserva expresamente los derechos de reproducción y de uso de esta obra y de todos sus elementos mediante medios de lectura mecánica y otros medios adecuados a tal fin. Diríjase a CEDRO (Centro Español de Derechos Reprográficos, http://www.cedro.org) si necesita reproducir algún fragmento de esta obra.
En caso de necesidad, contacte con: seguridadproductos@penguinrandomhouse.com

Printed in Spain — Impreso en España

ISBN: 978-84-253-7083-0
Depósito legal: B-8.733-2025

Impreso en Black Print CPI Ibérica
Sant Andreu de la Barca (Barcelona)

GR7083A

A mi mamá
A mi hermana
A mi hija

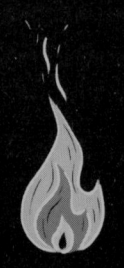

Me pinto a mí misma porque soy a quien mejor conozco.

FRIDA KAHLO

1. ¿Qué es esto?... 11

2. La Gran M... 21

3. Mitos, creencias y prejuicios... 27

4. Mi menopausia, tu menopausia 35

5. ¿Por qué este gran silencio?... 41

6. Mi hoja de ruta 53

7. El inicio de otra desigualdad 69

8. ¿Qué le pasa a nuestro cerebro?....................................... 79

9. Chip sexual: ¿sí o no?.. 89

10. Menopausia y trabajo: ¿avance o nuevo estigma?.................. 97

11. La M no binaria... 107

12. De Maitena a *Borgen*: cómo nos ven................................113

Bonus track: consejos para la consulta ginecológica................. 126

No estás sola. Testimonios de otras mujeres como tú 128

Bibliografía..154

Agradecimientos.. 157

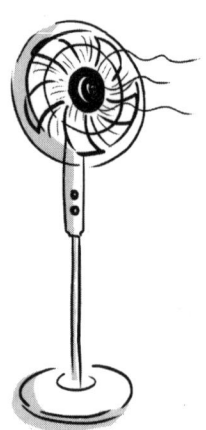

I
¿Qué es esto?

No recuerdo bien cuál fue la primera señal. Sé que no fueron los famosos calores diurnos porque nunca los he tenido (todavía). ¿Fue despertarme con la camisa del pijama empapada en sudor, helado, incluso en pleno invierno, o la sensación de que ya no me lubricaba tanto —como siempre— al tener sexo? ¿O fueron otros cambios que me aparecieron casi en simultáneo? De pronto me di cuenta de que esa orquesta que yo sentía bastante afinada empezaba a sonar raro. La menopausia, esa gran M de la que tan poco se habla, ya me acechaba. Como hacía varios años tenía colocado un DIU hormonal, uno de los efectos fue no ver en las bragas que iba dejando de menstruar regularmente. El DIU hormonal por lo general disminuye la menstruación o la interrumpe. Esto fue hace tres o cuatro años. Iba a cumplir 50.

Las mujeres —y otras personas con capacidad de menstruar— llegamos a la menopausia, que técnicamente empieza después de un año del último ciclo menstrual, con muy poca información. Más allá de las bromas sobre señoras combatiendo «los calores» con abanico, ¿qué más sabemos? Nuestras madres nos hablaron sobre la menarquia y la menstruación en el mejor de los casos, pero sobre la menopausia, poco o nada: porque ya no están cerca o porque el tema les quedó tan atrás que no lo problematizan. ¿Quién quiere, por otra parte, andar contando que llegó a la menopausia en una sociedad que venera tanto la juventud?

Rara vez es una conversación entre amigas. La que todavía no llegó no quiere escuchar del tema porque le parece que es algo de abuelas y que huele a viejo (o a vieja). Y muchas de las que llegaron guardan silencio. Tal vez por vergüenza, o porque nadie habla y, entonces, ellas tampoco se animan. Tal vez porque hay algo de terror íntimo, de no querer nombrar para que no me llegue: como si fuera una mancha venenosa, no la queremos tocar, ni tener cerca, ni siquiera en la conversación.

Ese profundo silencio me llamó la atención y, de alguna forma, ha sido el motor de esta aventura: empecé a investigar, a leer artículos médicos y periodísticos sobre la temática, a consultar a distintas ginecólogas y médicas de otras especialidades con diferentes perspectivas, desde medicina alopática hasta ayurvédica, china y homeopática. Fui tratando de encontrar primero respuestas a mis preguntas más esenciales sobre lo que me estaba pasando. Después, sentí un impulso —casi irrefrenable— de querer contarles a otras todo lo que iba averiguando, como una justiciera feminista. Porque, amiga, estoy convencida de que es muy injusto llegar a la menopausia ignorando los cambios que se nos avecinan y que nadie, ni en la consulta ginecológica ni entre nosotras, nos adelante el conocimiento necesario para prepararnos física y mentalmente, y poder pasarla de la mejor manera. Porque pasarla, la vamos a pasar todas. Y, además, porque la bomba no nos estalla solo a nosotras —aunque, como siempre, somos nosotras, amiga, las que ponemos el cuerpo—: las esquirlas impactan en nuestro entorno, pareja, hijos, trabajo, lo que tengamos alrededor y cerca. Ellos también deben saberlo. Pero si no lo hablamos nosotras, ¿quién se lo va a contar?

Mientras tanto, amiga, los cambios que puede experimentar nuestro cuerpo nos pillan bastante desprevenidas. Se habla mucho de «síntomas» pero, en realidad, voy a dejar de lado esa definición:

son expresiones del ingreso a otra etapa de la vida. Hablar de síntomas nos remite a una enfermedad, a señales que podrían derivar en algún cuadro patológico. La antropóloga estadounidense Lynnette Leidy, que estudia la menopausia en distintas culturas, propone como alternativa para quitarle esa connotación reemplazar el uso del término «síntomas» por el de «signos corporales».

En 2025, más de mil millones de mujeres en todo el mundo habremos experimentado la perimenopausia —así se llama la previa—, y la mayoría llegará seguramente a ese momento como yo y muchas de vosotras: sabiendo poco o nada. Se estima que alrededor de 7 de cada 10 mujeres experimentamos alguno de esos molestos signos corporales asociados a la gran M.

En «Manifiesto por la menopausia», la ginecóloga canadiense-estadounidense, columnista de *The New York Times,* Jen Gunter, describe con ironía sus sensaciones: «Es como emprender un descenso en canoa sin instrucciones, sabiendo que el destino será horrible y que a nadie le interesa tu aventura ni lo que encuentres a la llegada».

¿Te sentiste un poquito así? Yo sí.

Creí que me había caído en un pozo y no podía salir, no me reconocía en el espejo, me sentí con la autoestima baja —algo que nunca había vivido— y de relaciones sexuales, amiga, ni quería hablar.

En este libro hablaremos sobre los cambios de temperatura corporal y también sobre la ruinosa sequedad vaginal. Pero no es lo único que se seca. Los ojos y la piel también. ¿Qué más me pasó? De noche me despertaba y tenía insomnio —tampoco antes lo había padecido— y se me empezó a caer el pelo. Todo muy tétrico. Empecé a entrenar con pesas porque me di cuenta de que ya no me bastaba con las dos clases semanales de spinning y jugar al tenis… Antes de la menopausia me jactaba de tener los brazos musculosos sin demasiado esfuerzo. La flacidez muscular es otra de las transformaciones asociadas a la caída hormonal. Leí que es muy importante hacer ejercicio con pesas en esta etapa para mantener fuertes las piernas y el resto de nuestra musculatura para prevenir caídas en un futuro y a la vez fortalecer los huesos. No querrás necesitar ayuda para levantarte de una silla en unos cuantos años más, ¿no?

Pero no te asustes, amiga; todo eso te puede pasar y más también: esa es la mala noticia. La buena es que fui encontrando soluciones o paliativos —aunque nada vuelve a ser lo mismo, debo ser sincera contigo y lo mejor es ir aceptando esa idea— a través de la terapia de reemplazo hormonal y otras alternativas de la medicina homeopática y ayurvédica que me ofrecieron médicas a las que consulté y me ayudaron mucho. Ya te contaré.

En estos años de indagar sobre la menopausia y sus consecuencias con amigas, e incluso con otras mujeres que me he ido cruzando circunstancialmente, he observado que no tienen información precisa sobre cómo afrontar los cambios para ganar en calidad de vida y, cuando van a su ginecóloga de toda la vida, en la mayoría de los casos no reciben más respuestas que transitar la etapa —aun teniendo signos corporales agudos vinculados— sin ningún acompañamiento.

—¿Y no te dio nada?

—No. ¿A ti sí?

Este suele ser un diálogo frecuente cuando saco el tema.

Es cierto que no se trata de una enfermedad. Pero si dejas de dormir por las noches, puedes padecer un trastorno del sueño que podría desencadenar no solo el cansancio general y una tendencia al mal humor, sino otro tipo de padecimientos.

En estos últimos años, a partir del surgimiento del movimiento Ni una menos en 2015, en el país logramos sacar del armario a la menstruación. Ha sido otro de los logros de los feminismos. #menstruAccion, la campaña pionera de la organización EcoFeminita, se lanzó en 2017 en el marco del Primer Paro Internacional de Mujeres.

En diciembre de 2020 más de cien funcionarias, legisladoras, referentes y activistas de todo el país participaron en el Foro Nacional de Acciones para conseguir la justicia menstrual con el fin de poner el tema en agenda y coordinar líneas de acción.

Una empresa como AYSA, entonces liderada por Malena Galmarini, empezó en 2021 a pagar un reintegro mensual a sus empleadas por los gastos de insumos para la gestión menstrual. Ese mismo año, se empezó a implementar en San Luis el programa de gestión menstrual sostenible #YoMenstrúo, que busca informar a 50 mil niñas, adolescentes y personas menstruantes de entre 11 y 15 años. En 2023 al menos 17 provincias y la Ciudad Autónoma de Buenos Aires y más de treinta municipios tenían normativas y distintos programas de gestión menstrual para garantizar el acceso a insumos a mujeres y otras personas que menstrúan, y sobre todo a adolescentes de sectores vulnerables, que no podían comprarlos y que en consecuencia usaban trapos o papel de diario o se ausentaban de la escuela en «esos días». Argentina se ha convertido así en el primer país latinoamericano en tener leyes provinciales de provisión gratuita de productos menstruales, como resultado de estos años de activismo feminista en diferentes ámbitos. También había proyectos en el Congreso que impulsaban distintas iniciativas para hacer más accesibles compresas y tampones —con propuestas como quitarles el Impuesto al Valor Agregado (IVA)— y promover, sobre todo, el uso de productos reutilizables como la copa menstrual. Todas estas propuestas engrosaron la conversación sobre la menstruación. Pero sobre la menopausia y el climaterio se avanzó poco para darles visibilidad. En junio de 2023, diputadas del Frente de Todos presentaron en la Cámara de Diputados un proyecto de ley de «Atención y abordaje integral de la menopausia y el climaterio», el primero sobre la temática, que coloca como responsable del desarrollo de un programa al Ministerio de Salud, para crear una unidad especializada, es decir, le da un enfoque de salud pública. Entre sus obligaciones se incluye desde la capacitación a profesionales de la salud hasta el desarrollo de campañas de difusión en medios de comunicación, la cobertura gratuita de abordajes terapéuticos en casos en que sean requeridos y la inclusión del tema como contenido de la educación sexual integral. Además, dentro del Programa MenstruAR, que lanzó el entonces Ministerio de Mujeres, Géneros y Diversidad de la Nación en mayo de 2023, se incluyó el tema, pero rebautizando este periodo de la vida como «plenopausia», con la intención de empezar a construir una narrativa positiva y «no como la merma de la menstruación, de la reproducción y lo que pareciera asociado a la merma de la sexualidad», me dijo Irina Perl, a cargo de aquella iniciativa.

A finales de 2022, la legislatura de la provincia de Misiones anunció su proyecto de abordaje integral de climaterio y menopausia, junto con representantes médicos de la Asociación Argentina para el Estudio del Climaterio (AAPEC); el objetivo es atender inquietudes de las mujeres, brindar información a la comunidad médica, poner el tema en agenda; en definitiva, tener en cuenta la mejora de la calidad de vida en un mundo en el que hay más longevidad. En marzo de 2023, tuvo lugar una sesión del Parlamento de la Mujer, en Misiones, y entre los muchos proyectos presentados figuró la creación del programa provincial de atención integral de la menopausia y climaterio, que establecía el día provincial de la menopausia.

Otros países, como Reino Unido, están más adelantados en el desafío de sacar a la menopausia del armario con recomendaciones gubernamentales para que las empresas contemplen la situación de las trabajadoras que llegan al climaterio y experimentan signos corporales severos como consecuencia de la caída en la producción de estrógenos. Hablaremos en este libro sobre ese tipo de políticas y, también, de mis temores en relación a que el paradigma desde el cual se hable de la menopausia sea exclusivamente el laboral. ¿Es un avance en la protección de los derechos de las mujeres y otras personas que llegan a esta etapa? ¿O un riesgo de cargar con otro estigma que se convierta en factor de discriminación en el mercado laboral como lo ha sido por siempre nuestra capacidad de gestar? El mercado de trabajo tiende a expulsar a las personas mayores de 50 años.

Según la definición de la Organización Mundial de la Salud: «la menopausia representa un punto en el continuo de las etapas vitales de las mujeres, y marca el final de sus años reproductivos». Aunque, en realidad, lograr un embarazo es factible si se aplican tratamientos especializados de fecundidad asistida.

Es interesante darle la vuelta a ese mensaje que se centra solo en lo que ya no se puede hacer. «La menopausia no tiene por qué asociarse con la pérdida, de la fertilidad, por ejemplo, o del deseo sexual, también. Al contrario, puede ser el punto de partida de un nuevo comienzo, una oportunidad para la realización plena», dice Verónica Giordano, socióloga e investigadora del Conicet, quien como instructora de tai chi transmite prácticas para encontrar un equilibrio saludable en esta etapa de la vida.

Durante la menopausia, nuestros ovarios dejan de liberar óvulos. El cuerpo produce una cantidad menor de estrógeno y progesterona y, entonces, esas hormonas circulan menos en nuestra sangre. Los menores niveles de hormonas causan «esos» signos corporales sobre los que, en general, no nos alertaron. El más conocido: el de los calores. Y no te creas que es solo acalorarse un poco: te sube un fuego interior que te quema por dentro y te empapa la nuca, entre las

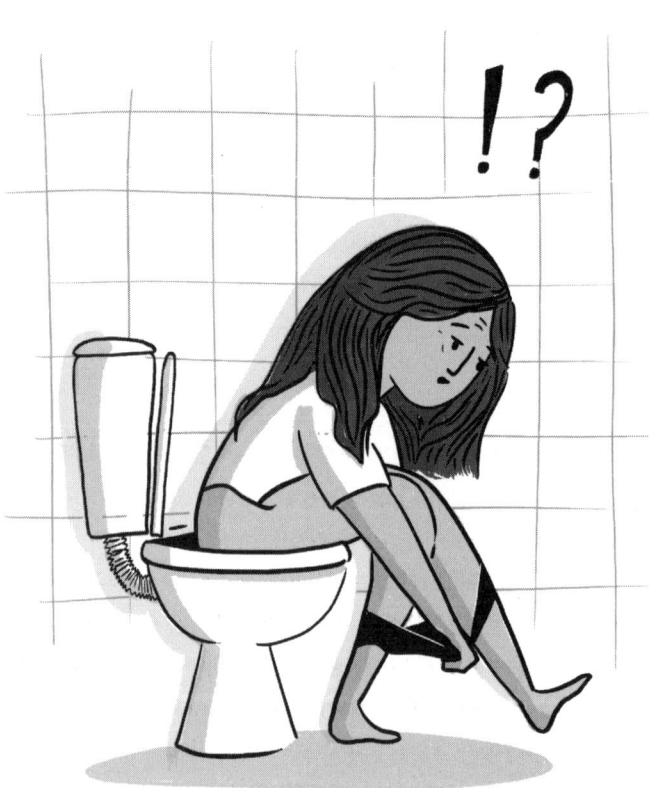

tetas, y necesitas de forma urgente quitarte capas o abrirte la camisa para poder respirar. Y estos calores, seguidos por el sudor helado, te aparecen de noche y en varias oportunidades puedes desarrollar un trastorno del sueño porque te despiertas varias veces y luego te cuesta dormirte.

En mi búsqueda de información, encontré un sitio web británico dirigido por una médica especialista en el tema que brinda información basada en evidencia científica: Equilibrio («*balance*»), se llama. Su lema es «La menopausia es inevitable: cómo la manejas, no», y me gustó el concepto. Si no quieres hacer nada con esa revolución hormonal que te está atravesando, es tu derecho: tu cuerpo, tu decisión. Pero para decidir, debes tener a tu alcance la información apropiada.

Cada persona, aprendí, atraviesa el climaterio de manera diferente.

No hay dos iguales. Hay opciones hormonales y no hormonales para ayudarnos a mitigar las señales que acompañan esta etapa y ganar en bienestar: cada una tiene que analizar y probar la que mejor le vaya. Algo así como elegir unos tejanos. Cada cual tiene sus preferidos, que se adaptan mejor a sus curvas, a su altura, o le resultan más cómodos, según la ocasión: de talle alto, bajo, recto, pitillo, *mom, oxford, wide leg*... A veces probamos uno o varios por un tiempo y luego elegimos otro modelo. Pero, claro, cuidar nuestra salud, nuestra calidad de vida, no es como elegir un outfit, no me malinterpretes. Lo que quiero decirte es que la idea de este libro no es darte una receta de cocina, con una fórmula mágica, pero sí que puedas tomar las riendas para gestionar tu climaterio de la mejor manera, de acuerdo con tus antecedentes médicos —si los tuvieras—

y tus necesidades. No fumar tabaco, hacer actividad física —aunque sea caminar media hora todos los días—, fortalecer tus músculos y mantener una dieta equilibrada son recomendaciones clave y, según me fui informando, marcan la diferencia para transitar mejor este periodo.

Mi intención, además de que mi experiencia te sirva a modo de brújula, es ampliar esta conversación para que en un grito colectivo vayamos sacando a la menopausia del armario.

El reto también es cambiar la narrativa: ni viejas ni incapaces ni descartables. Personas deseantes, porque el deseo, querida amiga, puede adquirir sentidos bien diversos: es un gran momento para pensar —y pensarnos— cómo queremos vivir el resto de nuestras vidas.

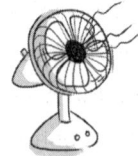

> Recuerdo un sofoco en el Marine One (el helicóptero presidencial). Estaba vestida, necesitaba salir, ir a un acto, y literalmente fue como si alguien colocara una caldera en el centro de mi cuerpo y la pusiera al máximo, y después todo empezó a derretirse.
>
> Michelle Obama, exprimera dama de EE.UU.

2
La Gran M

La palabra «menopausia» significa literalmente que la menstruación se detiene. «Meno» se refiere a tu ciclo menstrual y «pausa» a la detención del ciclo. Como te decía más arriba, la definición médica de menopausia es cuando no se tiene la menstruación en 12 meses. Es decir que, por lo tanto, confirmamos que hemos llegado cuando ha pasado un año desde ese momento.

Nacemos con alrededor de 1 millón de óvulos. Los almacenamos en los ovarios. Para cuando llegamos a la pubertad ya han disminuido a 400.000 y en cada ciclo menstrual sale un óvulo del ovario que puede ser fecundado. Pero también se pierden entre 20 y 1.000 en cada ovulación y no se renuevan. El proceso es gradual.

Cuando nos quedamos sin óvulos, al llegar al climaterio, descienden los niveles de estrógeno, progesterona y testosterona (a esta última se la conoce coloquialmente como una hormona «masculina», pero también la producimos las mujeres). Los estrógenos protegen varios sistemas del cuerpo: el cerebro, la piel, los huesos, el corazón, las funciones urinarias y la zona genital; los niveles bajos de estrógenos los pueden afectar.

La mayoría de las mujeres experimentamos la menopausia entre los 45 y los 55, según datos de la Organización Mundial de la Salud. No es un proceso biológico que solo nos afecte a las mujeres cisgénero —es decir, aquellas que nacimos con genitales femeninos y nos identificamos como mujeres—: los hombres transgénero y algunas personas que no se identifican ni como hombres ni como mujeres también pueden pasar por la menopausia, pero generalmente con otras características.

Antes de llegar a la Gran M atravesamos la perimenopausia, un término que descubrí hace muy poco y hace referencia a esos años finales del ciclo reproductivo. Las menstruaciones pueden cambiar y ser más espaciadas o más seguidas; pueden ser más irregulares y con un flujo más abundante o más ligero. En esta etapa previa de la menopausia, ya puedes empezar a experimentar algunas de las señales más frecuentes, entre las más comunes: los sofocos, insomnio, síntomas genitales y urinarios —sequedad vaginal, a veces picazón, dolor en las relaciones sexuales—, sudoración nocturna, lagunas o nieblas mentales —los famosos olvidos—, problemas en la piel y el cabello e, incluso, depresión.

La llegada de la menopausia ronda los 50 años. Algunas mujeres dejan de menstruar de un día para el otro. A otras, puede venirles la menstruación cada tanto. Hasta que tienen la última.

También la menopausia puede ser precoz y aparecer entre los 35 y los 45 años como consecuencia de una disfunción ovárica prematura. Las causas que la desencadenan pueden ser desconocidas o estar relacionadas con enfermedades autoinmunes o alteraciones genéticas. A veces, se trata de herencia familiar. A su vez existe la menopausia inducida, artificial o quirúrgica; la experimentan aquellas mujeres —u otras personas con útero— que se someten a una histerectomía o cirugía de extracción del útero, por ejemplo, cuando hay miomas o fibromas. Ya que con esta operación se quitan los ovarios, se dejan de producir hormonas y así se entra en menopausia.

Los estudios muestran que 8 de cada 10 mujeres que entramos en menopausia tenemos algún tipo de consecuencia corporal, pero muchas veces son totalmente tolerables, leves, así como podemos tener síndrome premenstrual y no necesariamente debe acompañarse de medicación.

Hay mujeres que no tienen ninguno de estos cambios, o muy pocos, y de forma muy temporal. Otras, los pueden sufrir de manera aguda. La falta de información hace que no los asociemos a la menopausia. Y lo peor de todo es que, como muchos ginecólogos y ginecólogas no se han especializado en climaterio y minimizan lo que nos está pasando con la excusa de que «se trata de un proceso natural», un montón de mujeres, amiga, terminan con un sufrimiento innecesario y, sobre todo, tratable con distintas alternativas, sobre las que hablaremos en este libro.

Estamos en un tiempo en el que la población mundial de mujeres posmenopáusicas va en aumento. En 2021, las mujeres de edad igual o superior a 50 años representaban el 26 por ciento de toda la población femenina mundial, mientras que diez años antes esta proporción solo llegaba al 22 por ciento, según datos del Departamento de Asuntos Económicos y Sociales de las Naciones Unidas.

¿Cuántas del total de ese porcentaje llegan a la menopausia con la información adecuada?

Ni siquiera hay acuerdo entre expertas sobre los cambios habituales.

Carme Valls Llobet, endocrinóloga y autora de *Mujeres invisibles para la ciencia* (Capitán Swing, 2020), limita los efectos del cese de la menstruación a los sofocos y la sequedad vaginal: «Asociar no es lo mismo que causar. Los demás problemas de salud son los que derivan de vivir más de 50 años», dice.

Un estudio publicado en la revista *Menopause* concluye que el aumento de depresión, ansiedad, incontinencia urinaria y los cambios en el índice de masa corporal están más vinculados a la edad;

los signos vasomotores como sofocos y sudores, los problemas del sueño, la sequedad vaginal, el dolor al tener relaciones sexuales, el descenso del deseo sexual y la caída de la densidad ósea se asociarían a la menopausia.

Sea por una causa, por la otra o por ambas, prefiero —y elijo— saber. Me hubiera gustado saber más antes de descubrir las señales en mi propio cuerpo. Cuando sabes qué te va a pasar, alejas los miedos.

Un día me desperté con dolor en una articulación del dedo meñique de la mano izquierda (sí, no te rías, así fue). Mientras levantaba la persiana de mi dormitorio y sentía el dolor agudo en ese pedacito de dedo, lo primero que pensé fue si no estaría desarrollando una artritis o artrosis —la verdad, en ese momento no tenía clara la diferencia entre una y otra patología— y lo primero que hice después de desayunar fue pedir hora para consultar con un traumatólogo. El médico me mandó a hacer una radiografía de la mano. Y descartó cualquier enfermedad.

—¡Son dolores de la edad! —me dijo.

Por un lado, me tranquilizó el diagnóstico. Por el otro, fue la confirmación de que los 50 años no venían solos.

Con las llamadas nieblas mentales u olvidos, pensé que empezaba a tener demencia senil porque me olvidaba no solo de dónde había dejado las gafas o el móvil dentro de casa, sino también de conversaciones con mis hijos —«pero mamá, si ya hablamos de esto», me han dicho más de una vez, y yo me hacía la tonta y fingía que sí, que me acordaba, y la verdad, no me acordaba—. Una amiga me contó que dejó de recomendar series o libros porque cuando quiere dar el título no le sale y siente que la mente se le queda en blanco. A mí también me pasa que no me sale ese nombre que tengo en la punta de la lengua. A veces, para evitar que se note tanto googleo disimuladamente para tenerlo a mano o, mejor dicho, en mi cabeza. Por momentos siento como si hubieran vaciado una parte de mi disco duro.

Al prepararme el desayuno me puede pasar que sirvo leche en una taza y cuando la voy a calentar en el microondas, descubro que hay otra, ya caliente, que acabo de poner unos minutos antes y no lo había registrado. ¿Tomé o no tomé la vitamina C? Para evitar la confusión, cada mañana bajo el frasquito con los comprimidos del estante de la cocina donde lo guardo para recordar que la tengo que tomar: una vez que la he tomado, la pongo nuevamente en el mismo estante. ¿Cuántas veces vamos a una habitación de la casa y nos preguntamos para qué fuimos? ¿Qué es lo que estábamos buscando?

El otro día, mis hijos casi a coro me dijeron:

—Ya te lo hemos explicado cuatro veces. —Les había preguntado qué quería decir un término que no me sonaba de la jerga adolescente. Y la verdad, amiga, no recordaba ni siquiera que hubiéramos tenido esa conversación. Pero, bueno, veamos el medio vaso lleno y riámonos juntas: son pequeños olvidos o lagunas que a veces, debo reconocer, parecen un océano. Para evitar problemas con el trabajo, dejo siempre asentadas en mi agenda, por las dudas, las citas y actividades programadas.

Ahora que lo pienso, estoy mejor, y no sé si es por la terapia de reemplazo hormonal o es el resultado de haber desarrollado una serie de estrategias de supervivencia para no volverme tan loca. Mi madre me contó que, cuando se acercaba a la menopausia, una empleada que trabajaba en nuestra casa se apiadó de ella por sus olvidos y le propuso hacerle un delantal —como los de cocinar, pero con un par de bolsillos— para poner las gafas y alguna otra cosa porque en aquel momento no había móviles. ¿Sería el teléfono inalámbrico? Cuando le contó del delantal a su ginecóloga, la médica le pidió autorización para revelar su aliado en un congreso de la especialidad porque le pareció muy ingenioso, y un buen dispositivo para recomendarles a otras mujeres climatéricas. Yo opté por dejar en el mismo estante de mi armario las gafas cuando no las uso porque no me veo con un delantal con bolsillos. Antes de usarlo me mato. Pero a veces las dejo en otra parte —en el ir y venir de los quehaceres diarios, sobre todo cuando me levanto de mi escritorio para hacer tareas domésticas, en el trajín cotidiano— y puedo perder unos cuantos minutos en la búsqueda del tesoro perdido. O las tengo sobre la cabeza y las había buscado enloquecida en todos los lugares posibles de la casa.

¿Por qué esa pérdida de la memoria? De eso hablaremos un poquito más adelante.

Pero, amiga, está claro que no es el fin del mundo. Ni nos marchitamos, ni se nos acaba la vida sexual —aunque algunas eligen sacar el deseo sexual de sus cabezas, vulvas y otras partes de su cuerpo—: por delante tenemos más de un tercio de nuestra vida por vivir. Por eso es clave cuidarnos física y emocionalmente en esta etapa. Levanta la cabeza y no te avergüences. Saca el abanico con elegancia si lo necesita.. Y caminemos juntas, orgullosamente menopáusicas.

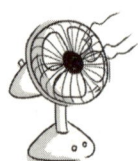

La menopausia es una segunda adolescencia: el cuerpo otra vez se rebela y una deja de reconocerlo.

MARIANA ENRIQUEZ

3
Mitos, creencias y prejuicios

Las primeras menciones sobre la menopausia, al parecer, fueron encontradas en papiros egipcios, en los que se señalaba a las mujeres que dejaban de menstruar como mujeres blancas, en contraposición a las rojas que eran las que tenían su regla de forma regular. El dato lo leí en el artículo «Apuntes históricos sobre el climaterio y la menopausia», publicado en el volumen 24 de la *Revista Cubana de Medicina General* (oct-dic., 2008) donde, además, sus autores —los médicos Miguel Lugones Botell y Marieta Ramírez Bermúdez— cuentan que en el papiro egipcio de Ebers de la dinastía XVIII (1400 a. C.), en el fragmento 833 se hace referencia precisa a la menopausia y a las sensaciones de calor comparables a las tufaradas o sofocos, aunque todavía no se usaba el término «menopausia».

En textos de la antigüedad clásica griega y romana ya aparece la menopausia, aunque tampoco era llamada así. Tanto Hipócrates como Aristóteles hacen referencia a ese proceso. Aristóteles, en el año 322 a. C., describió en su *Historia animalium* que la menstruación cesaba alrededor de los 50 años. Hipócrates, en sus escritos, decía que el cuerpo de la mujer era comparable a un tejido flojo y esponjoso como la lana y lleno de fluidos, entre ellos la sangre menstrual, que tenían un montón de toxinas que debían eliminarse. Entonces, cuando se retenían, y esto ocurría en la menopausia, se acumulaban y se pudrían dentro de nuestro cuerpo. En su libro *Menopausia* (Autoría, 2018), la médica especializada en endocrinología ginecológica, ya fallecida, Silvina Witis plantea que esa teoría instaló uno de los mitos más estigmatizantes sobre la menopausia: que es negativa y peligrosa. Pero, claro, como seguían viviendo con ese «mal» se empezó a pensar que tenían algo sobrenatural. Y de ahí, parece, se fue cimentando la idea de que las mujeres entradas en años tenían algo de sabias y algo de brujas.

Durante la Revolución francesa, tiempos en los que el estatus de las mujeres en la corte y en la sociedad dependía fundamentalmente de su apariencia, atractivo y capacidad sexual, la menopausia era considerada como un sinónimo de muerte social. ¿Cuánto de aquellas creencias nos sobrevuelan en la actualidad?

En mi búsqueda de respuestas encontré que el término «menopausia» lo acuñó un médico francés llamado Charles de Gardanne en 1816: en realidad, primero habló de «*ménespausie*» y la definió como «la edad crítica» y «el infierno de las mujeres». Cinco años más tarde, se le cambia el nombre a «*ménopause*», que significa la pausa o interrupción de la menstruación. Witis cuenta que ya por entonces se empezó a describir el «síndrome menopáusico» que incluía «problemas físicos, tales como hemorragias, cambios en el temperamento y síntomas emocionales». La cuestión sobrenatural que se les adjudicaba a las mujeres que transitaban esta etapa iba quedando atrás para empezar a asociarla con la posibilidad de tener que enfrentar molestias del orden físico y también emocional.

Del estigma de ser «brujas» se va pasando, con avales médicos y teóricos a ser «locas e insanas mentalmente». Resulta que en 1899 la menopausia fue descrita en un artículo de un psiquiatra llamado Thomas Clouston, bajo el nombre de «Insanias asociadas a una edad» dentro del apartado «Insanias climatéricas». Los tratamientos que se les ofrecían a esas mujeres iban desde colocarles hielo en la vagina a darles sedantes y morfina, e incluso vendar la zona genital y aplicar fajas abdominales. ¡Hasta sanguijuelas en la nuca, detrás de las orejas y en otros casos en los labios vaginales o en la parte inferior del útero! De terror.

«Más allá de los casos particulares y de las alteraciones anímicas que puedan producir los cambios hormonales, cualquiera de estos tortuosos tratamientos enloquecería a la persona más cuerda», apunta con mucha razón Witis.

La primera psicoanalista que teorizó sobre la gran M fue la austríaca y estadounidense Helene Deustch. En su obra principal *La psicología de la mujer* (Losada, 1947) describe la menopausia como una pérdida simbólica ligada a la interrupción de la función reproductiva.

Para Deutsch, la menopausia es «un desastre». De acuerdo a su interpretación, la mujer ha terminado su existencia en tanto generadora de vida, es como llegar al fin de su función natural. A partir de ese momento se enfrasca en una lucha activa ante la decadencia de la vida. Esta psicoanalista dice que todas atravesamos por una fase depresiva más o menos prolongada cuando llegamos a la menopausia. Sostiene que, mientras las mujeres activas prestan poca atención a las manifestaciones biológicas del proceso, las que se deprimen las exageran. Es como si sintieran —dice— que la disminución en la producción hormonal es la antesala de la muerte.

La idea de que la menopausia es una causa de depresión se impuso en la psiquiatría y en la ginecología desde finales del siglo XIX, aunque luego fue desmentida por investigaciones epidemiológicas realizadas en los años 70 y sobre todo en los 80.

Leí en el *Nuevo Diccionario de Estudios de Género y Feminismo* (Biblos, 2021) que la «melancolía evolutiva» era considerada una enfermedad mental crónica y formaba parte del mito de la inestabilidad mental de las mujeres menopáusicas. A mitad del siglo XX fue suprimida de la lista de enfermedades mentales.

El psiquiatra y antropólogo francés Daniel Delanoë entrevistó hacia fines de la década de los 90 en su país a hombres, de entre 50 y 60 años y a mujeres de 45 a 60 años, sobre las representaciones de la menopausia.

En contraposición con las consideraciones en el ámbito de la psiquiatría y la ginecología, las respuestas de las mujeres mostraban que tenían una percepción positiva o neutra de la menopausia y asociaban muy poco esta etapa con problemas psíquicos. Curiosamente, la mayoría de los hombres entrevistados pensaban que la menopausia se acompaña de problemas psicológicos. Las cuatro respuestas más frecuentes fueron: depresión y angustia (39 por ciento), el sentimiento de estar envejeciendo (34 por ciento), la irritabilidad (30 por ciento), la dificultad para aceptar la imposibilidad de procrear (21 por ciento). Incluso, es llamativo que los hombres entrevistados por Delanoë señalaron su temor a los problemas en el humor ligados a la menopausia, debido a que, dijeron, perturban la vida conyugal: «Insoportable ante cosas nimias, agria y gruñona» son los términos usados para calificar a sus compañeras que atravesaban la menopausia.

Lo mismo me comentó un amigo, que vive en España, que le dijeron sus amigos en Argentina, pero dos décadas después que las pesquisas del psiquiatra y antropólogo francés.

Este amigo fue de visita a Buenos Aires en mayo de 2023.

—Para los hombres también es importante hablarlo —me dijo cuando le conté que estaba investigando sobre el tema.

Tiene 52 años y sus amigos porteños de lo único de lo que hablaban era de menopausia y climaterio y se daban consejos, pero el enfoque estaba cargado de prejuicios y, sobre todo, de una mirada negativa sobre el impacto en sus relaciones de pareja: como si la culpa de todo lo que les pasaba, fuera de ellas y de la menopausia.

«Y... ahora hay que aguantarla».

«Está con la menopausia así que es todo muy difícil».

«Con este tema de que está menopáusica está insoportable y por eso nos estamos separando».

Todos sus amigos argentinos, me dijo, lo veían como un monstruo que les había arruinado el matrimonio.

Si ante una víctima de violación o femicidio, hemos escuchado infinidad de veces que la culpa era de ella por la falda corta o por salir a la calle de noche sola —en lugar de poner el foco en el agresor—, ahora resulta que, si nos separamos en la mediana edad, el detonante es la caída de los estrógenos que llega con la menopausia y, entonces, la culpa es toda nuestra. No, amiga, no es por ahí.

Delanoë hizo la primera investigación de antropología médica sobre la menopausia en Francia. En su libro *Sexe, croyances et ménopause* (Hachette, 2007) retoma esta idea sobre la imagen negativa que se impuso en Occidente y que sobre todo repiten los hombres. Cuenta, por ejemplo, que hasta no hace tanto tiempo algunos anuncios en Francia presumían de tratamientos hormonales con este lema: «Para que la mujer siga siendo mujer». ¿Quééééééé? Entonces, sin menstruación, ¿ya no lo somos?

Es cierto que no hay dos menopausias iguales. Tampoco se viven de manera similar en otras sociedades. Delanoë dice que, en algunas culturas, cuando la mujer ya no menstrúa adquiere un valor social, amoroso, erótico, e incluso, a veces esa condición le otorga un poder real.

La antropóloga argentina Silvia Hirsch me contó que indagó algo sobre el tema en sus investigaciones inmersivas en grupos guaraníes del norte de la provincia de Salta: cuando una mujer deja de menstruar y de estar en edad reproductiva adquiere más libertades, como emborracharse, estar en las fiestas comunitarias, bailar y divertirse, sin ser criticada ni sancionada. De todas formas, notó que entre las mujeres no hablan mucho de la menopausia. Solo se referían a ese hito como «me dejó de venir» —sin un término especial— y aunque algunas de ellas tenían signos corporales asociados al climaterio, tampoco hacían mucho hincapié en ellos ni los abordaban de ninguna manera en particular. También me dijo que no suelen ir a la consulta ginecológica una vez que dejan de menstruar. Por otra parte, como son mujeres que suelen tener muchos hijos —8 a 10 no es algo inusual— y llevan adelante largos períodos de lactancia, en realidad, han tenido muy pocas menstruaciones a lo largo de su vida fértil. Para la menstruación sí tienen una palabra especial: «*oyimondia*» y, paradójicamente, se refiere al periodo de encierro. Porque, me contó Silvia, viven la menstruación como un periodo de muchas restricciones, donde hay normas de lo que se puede y no se puede hacer cuando la tienen. Entonces, la menopausia es algo liberador, les brinda alivio. Por otra parte, a diferencia de lo que ocurre en Occidente, las mujeres «grandes» son muy respetadas y muy amadas. Muchos chicos llaman «mamá» a las abuelas porque ellas los crían. Me dijo que sobre la menstruación le resultó más fácil hablar, pero de la menopausia, no. Otra vez, el silencio.

También leí que en Oriente las mujeres logran una igualdad social respecto a los hombres cuando llegan a la menopausia. La antropóloga Margaret Mead cuenta que a las mujeres ancianas en Bali no se les exige comportarse ni se les prohíbe utilizar lenguaje obsceno, de la misma forma o incluso con mayor libertad que sus compañeros hombres.

En mi búsqueda de más información, encontré el artículo «Influencia de la cultura en la menopausia: revisión de literatura», publicado en 2020 en la revista científica de la Asociación de Historia y Antropología de los Cuidados de la Universidad de Alicante, cuyas autoras, Mireia Larrosa Domínguez, Raquel Tejada Musté, y Maria Antonia Martorell Poveda, realizan un estudio de la bibliografía disponible sobre las diferentes creencias culturales que rodean a la menopausia. Encontraron estudios cualitativos que muestran que las mujeres más jóvenes y las que aún no han llegado a esta etapa, la refieren con estereotipos de género negativos. En cambio, las mujeres de mayor edad y las que ya la han pasado, la perciben como un proceso natural y fisiológico, que continúa con su vida social, laboral y familiar. Me pregunto: ¿será que ya para entonces se han olvidado de la letra pequeña de la menopausia? Porque, amiga, estoy convencida de que tenemos que quitarle el estigma y sacar al climaterio del armario, pero tampoco lo podemos romantizar. Aunque, también pienso que no nos queda otra alternativa que ir haciéndonos amigas de los cambios que nos trae este tsunami: aceptar y seguir para adelante.

Es muy interesante cómo cambian las percepciones según el contexto cultural. Por ejemplo, las mujeres indígenas canadienses ven la menopausia como una experiencia positiva ya que, en su cultura, los ancianos son respetados, por lo que para ellas aumenta el estatus social, como entre las comunidades guaraníes del norte de Salta.

Un dato curioso que encontré es que las mujeres indígenas mohawk (pueblo mohicano) —cuyos antepasados, me enteré, fueron explotados para construir los rascacielos de Nueva York y luego quedaron relegados a la provincia de Ontario, en Canadá—, definitivamente no limitan su vida sexual con la menopausia: los jóvenes se casan con mujeres climatéricas buscando justamente una compañera experimentada en artes amatorias para el cuidado del varón. De esta manera, la aparición de la menopausia las hace aumentar su estatus social dentro de la tribu, de forma similar al de los hombres. ¿No te parece, amiga, que podría ser una muy buena publicidad para cambiar la narrativa occidental escuchar a esos vigorosos jóvenes mohicanos?

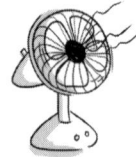

Poniéndome a leer, en mi cel, me entero k macho THETA, no le gustan las de 60, porke la menopausia les cambia el carácter, y tu próstata papi, no te explico lo k les hace la próstata a uds, si no la tratan.

Moria Casán, tweet en referencia a los dichos de Walter «Alfa» Santiago, participante de *Gran Hermano* 2022-2023

4
Mi menopausia, tu menopausia

¿Qué es la menopausia?, le pregunté a mediados de 2023 a la ginecóloga Alejandra Belardo, entonces jefa de Endocrinología ginecológica y glimaterio del Hospital Italiano y presidenta de la Asociación Argentina de Controversias en Obstetricia y Ginecología (AACOG). «Cuando somos jóvenes pensamos que es algo que les pasa a nuestras abuelas y que nos falta un montón para que nos llegue. Pero es simplemente un término médico que significa la última menstruación y ocurre dentro del climaterio de las mujeres», sintetizó.

Para la medicina, el climaterio es un periodo en la vida —de las mujeres y otras personas con útero— como puede ser la adolescencia, que se extiende habitualmente desde unos cinco años antes de la menopausia y entre 7 y 10 años después. Es la etapa en la que se produce la transición hacia la pérdida de la función reproductiva del ovario. Simplemente eso, con todas las consecuencias que trae. Y la menopausia es un día: ese en el que tuvimos la última menstruación y justo se pudo determinar que pasaron 12 meses desde ese manchurrón. Pero es curioso porque, habitualmente, lo más común es que usemos el término «menopausia» para hablar tanto de todo el periodo que abarca el climaterio como de la amplia batería de señales corporales que pueden manifestarse a partir del descenso en los niveles de estrógenos. Es decir, la menopausia, en resumen, es un hito, una señal luminosa del climaterio, aunque se crea, coloquialmente, que es todo el proceso que rodea la pérdida del sangrado menstrual.

¿Tiene algo de bueno para las mujeres y personas menstruantes dejar de menstruar?, le insistí a la doctora Belardo cuando todavía no me había reconciliado con la idea de que ya era una mujer menopáusica. Porque, así como me costó asimilar que había cumplido 50, también me llevó un tiempo, amiga, aceptar que mi cuerpo ya no era de 30 ni de 40 y no lo digo en el sentido estético, sino, sobre todo, en su funcionamiento más básico. La sequedad vaginal, la posibilidad de que se me escapen unas gotitas de pis al saltar en una clase de gym o al reírme fuerte, o sentir que mi memoria ya no me resultaba confiable fueron un shock emocional difícil de tragar.

«Diría que no es ni bueno ni malo, es un evento fisiológico y biológico. Está en nuestros genes. El problema es cuando sucede antes de tiempo. La edad promedio es cerca de los 50 pero hay un rango amplio de normalidad, entre los 40 y los 60 años. Aunque estamos viendo menopausias más adelantadas, tal vez porque hay mucho estrés y el eje reproductivo se ve afectado. Las comorbilidades que podamos tener y las enfermedades autoinmunes también pueden causar que se deje de menstruar antes, como los problemas de tiroides. Cuando se sale del rango no es bueno. El siglo XXI nos pilla con mayor expectativa de vida y tenemos que ocuparnos de todo lo que nos pasa después de la menopausia», me dijo.

Ya hemos visto que las mujeres y otras personas que menstrúan podemos tener diferentes signos corporales durante el climaterio. Eso se debe a que el estrógeno es utilizado por diferentes órganos y funciones de nuestro organismo. A medida que vamos produciendo menos estrógeno, podemos tener varias de esas señales. Pero esa transición hasta el último sangrado y los años posteriores pueden adquirir características diversas. Como ya te conté, no todas vivimos el climaterio de la misma manera, amiga. Incluso hay diferencias según la condición socioeconómica, las experiencias de discriminación, el lugar donde vivimos, cuestiones culturales y también étnicas. Esta mirada me pareció muy llamativa: cómo el entorno nos condiciona física y psíquicamente también. Ingenuamente, al principio pensaba que a todas nos pasaba más o menos lo mismo.

En los países de altos ingresos, la menopausia por lo general sucede alrededor de los 51 años, aunque el rango puede ser amplio: entre los 45 y los 55 años. Pero puede aparecer antes en mujeres de países de ingresos medios y bajos: de media entre los 46 y 48 años, según leí en el artículo «Normalising menopause» (Normalizando la menopausia), publicado en junio de 2022 en el *British Medical Journal*, una de las revistas más prestigiosas, por las médicas e investigadoras especializadas Martha Hickey (Department of Obstetrics and Gynaecology, Royal Women's Hospital), Myra S. Hunter (Institute of Psychiatry, Psychology, and Neuroscience, King's College London), Nanette Santoro (Department of Obstetrics and Gynecology, University of Colorado School of Medicine) y Jane Ussher (Translational Health Research Institute and School of Medicine, Western Sydney University). Las autoras analizan las actitudes sociales y culturales ante esta etapa de la vida, desde distintas perspectivas, a partir de datos que surgen de encuestas y estudios cualitativos realizados en diferentes partes del mundo.

En Estados Unidos, la menopausia es más temprana y los signos vasomotores —sofocos y sudores nocturnos— son más habituales y se extienden por más tiempo entre las mujeres afroamericanas que en las mujeres blancas. «Se desconocen las razones de estas disparidades, pero el racismo estructural, las desigualdades y los factores estresantes en la vida actual pueden contribuir», dicen Hickey y sus compañeros.

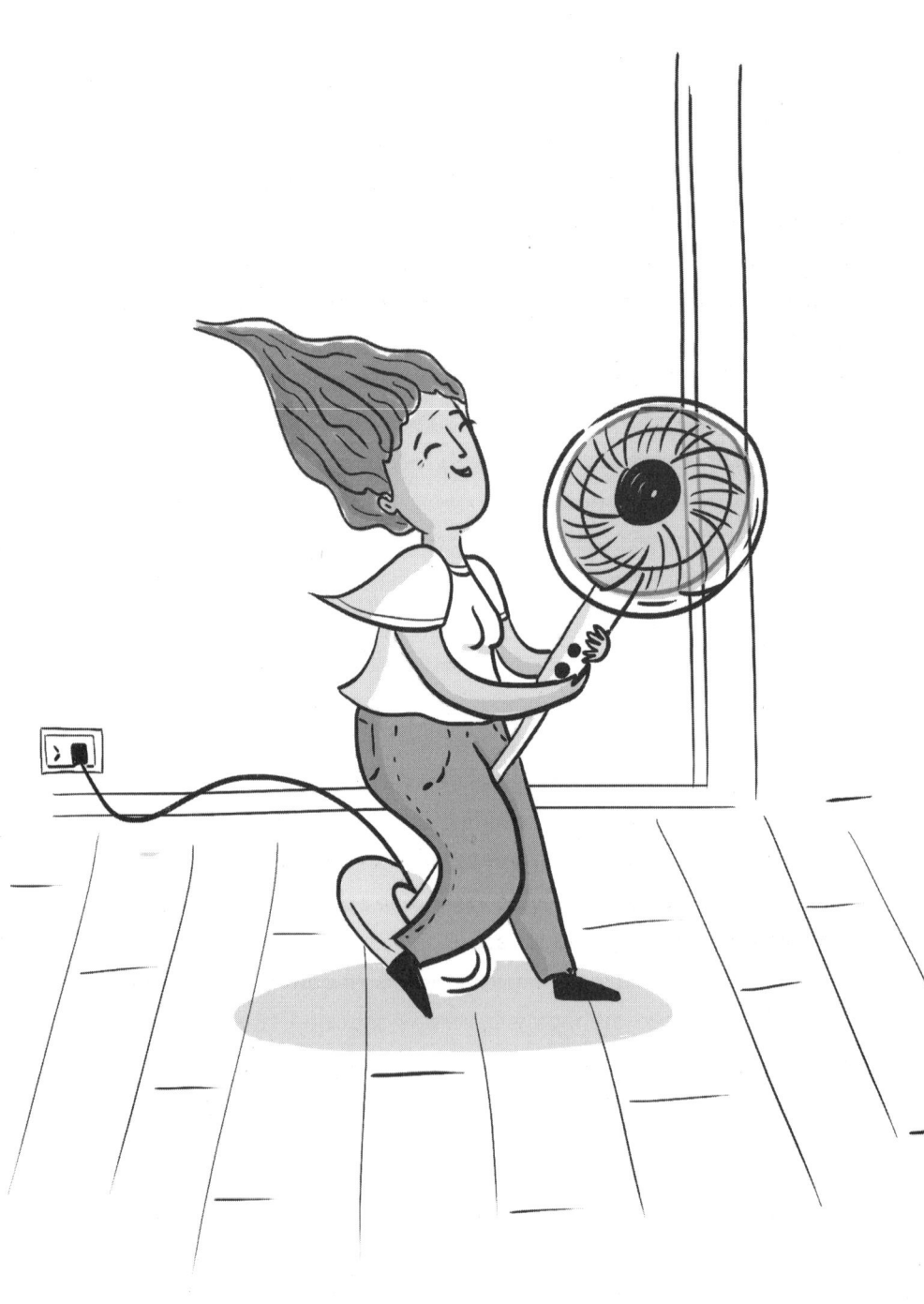

También cuentan que los estudios transculturales «muestran una variación geográfica y étnica sustancial» en la experiencia de la menopausia. Por ejemplo, en los países de mayores ingresos las mujeres tienden a presentar más problemas vasomotores. Y una investigación de las experiencias en 11 países asiáticos concluyó que los dolores corporales y articulares eran las señales corporales más problemáticas al afectar al 76 por ciento de las mujeres coreanas y al 96 por ciento de las vietnamitas; pero, por otra parte, sólo el 5 por ciento de las mujeres indonesias reportaron sofocos.

Otra cuestión interesante en la que pensar es cómo la experiencia de la menopausia —es decir, cómo la vivimos— se vincula con los valores sociales que priman en nuestra sociedad. Hickey y sus compañeros sostienen que «las mujeres tienden a tener peores experiencias con la menopausia» en países donde su valor se basa en la juventud y la capacidad reproductiva. Eso seguramente nos pasa a nosotras, amiga.

En cambio, en países de religión musulmana, en los que la menopausia marca el final de restricciones como la obligación para las mujeres de permanecer recluidas y ocultas de los hombres que no sean sus parientes directos —una práctica cultural del norte de la India llamada «*purdah*»—, la menopausia puede traer libertad, un estatus social elevado y una segunda juventud. Como entre las mujeres mohicanas y las guaraníes salteñas.

Todos estos hallazgos son argumentos en contra de un «síndrome» universal de la menopausia, debido a que —como marcan los diferentes estudios— el modo en que cada mujer la atraviesa estaría muy influenciado por el contexto social y económico, las creencias y las expectativas culturales. De ahí la importancia, señalan Hickey y sus compañeros, de cambiar las narrativas para reducir las experiencias negativas: si no ponemos en primer plano «las pérdidas», seguramente haremos otra lectura de esta etapa. Pero me pregunto... los signos corporales ¿los seguiremos sintiendo? Tal vez, en lugar de denostarlos, ¿los recibiríamos con una fiesta? Imagínate, amiga, que hiciéramos una celebración como un *baby shower*, ¡la *meno shower*!, y nos regaláramos gel vaginal y abanicos, entre otros obsequios para la ocasión. No estaría mal.

De lo que sí estoy convencida es de que llegar con conocimientos precisos sobre los cambios esperables a la menopausia también nos puede ayudar a diferenciar lo que nos pasa estrictamente por la caída en la producción de estrógenos de otras afecciones.

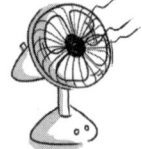

... es como una montaña rusa tan intensa que solo quieres bajar un poco el volumen para poder tener paz. Pero creo que es así para todas, ¿no?

Penélope Cruz, actriz

5
¿Por qué este gran silencio?

Llegar a la menopausia y cumplir 50, dos eventos casi simultáneos en mi vida —y en la de tantas de vosotras—, me dieron la certeza de la finitud. Fue como recibir un gran mazazo en la cabeza. Nunca tuve problemas con decir cuántos años tenía. Hasta que cumplí 50. Recuerdo ese 12 de septiembre de 2019 cuando les anuncié a mis hijos que a partir de entonces siempre cumpliría 49. Se lo dije en tono de broma. Nos reímos los tres. Pero en el fondo yo sabía que me quería quedar en los 49, porque la sola mención de los 50 me resultaba aterradora. ¿Cómo? ¿Ya he llegado? ¿Qué me queda por delante en la vida? ¿Cuántos años más cumpliré? Tengo un montón de proyectos pendientes todavía: viajes, la escritura de una obra de teatro, travesías en bici, hacer otro documental, un libro de no ficción… De pronto sentí que no me bastaba el tiempo para todos mis planes. Ese año pasé a jugar también con mi equipo en la categoría +50 del torneo de Interclubes de la Asociación Argentina de Tenis. Me costó un par de años asumir que había llegado a la quinta década. Me da cierto pudor contarte esta tontería, amiga, pero me pasó.

La vergüenza de ponernos el cartel de que estamos en camino a la vejez, por el estigma que todavía rodea al envejecimiento en nuestra sociedad, seguramente ha tenido mucho que ver con que nuestras ancestras no hayan logrado romper el tabú en torno a la menopausia. Esta cuarta ola feminista nos da coraje para no callarnos más.

¿Por qué mi mamá, que se preocupó tanto de darme información en mi adolescencia sobre educación sexual integral, no me contó nada años después sobre cómo había sido su menopausia? Tal vez porque, a diferencia de la pubertad, entendió que en esta etapa no había riesgos latentes para compartir y, en definitiva, yo ya era una hija emancipada. Hace poco descubrí más, en el verano de 2023, cuando sentadas frente al mar, durante las vacaciones, le pregunté directamente. Fue una mañana en que estábamos a solas en la playa, sin hijos ni sobrinos a alrededor. Recuerdo que el día era diáfano, con temperatura agradable y una brisa refrescante. Nunca antes le había preguntado. Ahí me habló del delantal con bolsillos que te comenté más arriba, entre otras cosas. Yo recordaba que ella había hecho terapia de reemplazo hormonal.

Me dijo que su ginecóloga en aquel momento le trasmitió que no ofrecerle una TRH a una mujer era «un crimen». Repitió las mismas palabras que la médica. Se acordaba de esa definición exacta.

En mi época escolar no había educación sexual integral establecida por ley. No era un derecho de alumnas y alumnos tal como lo definió la Ley 26.150, aprobada en 2006 por el Congreso. En el mejor de los casos, nos pasaban la película *Laura quiere saber*, auspiciada por una marca de compresas, que nos hablaba de la primera menstruación. En aquellos años, los hombres quedaban excluidos de participar de la proyección. Era un tema de chicas. Todo estaba rodeado de mucha vergüenza y secretismo. Que no nos vieran con la compresa que nos regalaban o, peor, que alguna se manchara el pantalón blanco de sangre. Era un papelón horrible. Si en algún momento teníamos que darle una compresa a una amiga a quien la menstruación la había sorprendido en la escuela, se la pasábamos con muchísimo disimulo, como si se tratara de un objeto prohibido. Otra opción ante la falta de ESI era que algún médico o médica, conocido de una maestra, directiva o de alguna familia de la escuela, nos fuera a dar una charla al aula. Ahora, en los cuadernillos de la ESI para estudiantes que empezó a publicar el Programa Nacional de Educación Sexual Integral, conforme la ley, se habla de anticonceptivos, de abuso sexual, del derecho a la identidad de género, del acceso al aborto, entre tantos temas contemplados en los planes curriculares que definió en 2008 el entonces Ministerio de Educación argentino. Pero no están incluidos la menopausia y el climaterio. Se habla de embarazo, de maternidades y paternidades, pero el fin de la vida fértil de las mujeres no forma parte de los ejes de la ESI. En Reino Unido, el Gobierno, en 2023, dispuso que el climaterio y la menopausia se incluyeran dentro de los contenidos de educación sexual.

Tampoco en Argentina tenemos protocolos de atención o acompañamiento desde una perspectiva de salud pública para quienes atravesamos el climaterio y la menopausia. En la región, sólo siete países han desarrollado algún tipo de política pública sobre el tema: Brasil, Chile, El Salvador, Panamá, Venezuela y, en menor medida, Uruguay y República Dominicana. Lo leí en la tesis *Mujeres, climaterio, menopausia y su abordaje desde las políticas públicas en salud. Situación actual en la Región de América Latina y el Caribe*, que hizo Sol East, experta argentina en salud pública de la Oficina Regional de Fondo de Población de Naciones Unidas (UNFPA) para un curso de posgrado de FLACSO. Parece que cuando nuestra capacidad de gestar se apaga, nos borran como sujetos con derecho a la salud en la mayoría de la veintena de países que analizó. «El climaterio y/o la menopausia, salvo algunas excepciones, como es el caso de Chile, con una norma exclusiva para el abordaje del tema, no figuran más que dentro de capítulos de guías sobre salud sexual y reproductiva o en consejerías, o estrategias de programas de salud de la mujer, incluyendo por supuesto otros abordajes como la salud materna, la anticoncepción y la fecundidad», dice East.

En España, la Generalitat de Cataluña, en 2022, acordó con los sindicatos de la función pública que las trabajadoras de la administración con dolores o sofocos que no les permiten trabajar con normalidad por la menstruación o el climaterio puedan tener hasta ocho horas de flexibilidad horaria al mes, recuperables. Se trata de permisos que podrían llegar a sumar hasta doce días al año y que deberían recuperarse en franjas de al menos treinta minutos en los cuatro meses siguientes. «Esta iniciativa busca unificar la menopausia y la menstruación dentro de un ciclo vital común, reconociendo las necesidades particulares que surgen durante estas etapas y la importancia de abordarlas mediante políticas específicas que promuevan entornos laborales más equitativos», como señala Mora Vinokur, en el artículo «Menopausia y climaterio. Legislación y proyectos de ley en Argentina y políticas públicas en el mundo», presentado en octubre de 2023 en las Jornadas de Jóvenes Investigadores de la Universidad Nacional de Asunción, en Paraguay. El partido Más Madrid, en tanto, presentó en 2023 una iniciativa para implementar un permiso laboral de hasta tres días para las trabajadoras públicas de Madrid con signos corporales severos de menopausia y propone al mismo tiempo que en la comunidad se establezcan convenios con el sector privado para que también incorpore la misma licencia. Esta propuesta, además, reconoce la importancia «de concienciar a las personas que atraviesan o van a atravesar la menopausia de los síntomas comunes, así como de los posibles abordajes para transitar el periodo con la mayor información posible», destaca Vinokur.

En 2023, en España se le hizo una reforma bastante importante a la Ley Orgánica de salud sexual y reproductiva y de la interrupción voluntaria del embarazo. Entre los cambios que se introdujeron, se incorporó a la menopausia. En el artículo n.º 2, inciso B se destaca que en el desarrollo de las políticas se promoverá: «La atención especializada dirigida a personas en diferentes etapas del ciclo vital, con énfasis especial en la infancia y juventud, así como en la fase de la vida adulta de las mujeres en que tienen lugar el climaterio y la menopausia". En el artículo n.º 10 se incluye la necesidad de formar a los adultos en materia de salud sexual y reproductiva, incorporando dentro de esta perspectiva al periodo de climaterio y menopausia. De forma complementaria, en el artículo n.º 11 se promueve la práctica de campañas institucionales de prevención e información. En particular, en el inciso 1 se destaca: «la promoción de la salud durante la menstruación en las diferentes etapas de la vida y de la salud durante la menopausia y después de esta». Es decir, se establece «una conexión entre la menstruación y la menopausia, reconociéndolas como etapas de un mismo ciclo vital», señala Vinokur. Esta perspectiva también se observa en el artículo n.º 11 bis: «La investigación en materia de salud, derechos sexuales y reproductivos se garantizará a través de políticas públicas con enfoque de género e interseccional que permitan obtener la mejor, más amplia y actualizada información científica respecto de la salud sexual, la salud reproductiva, la salud durante la menstruación y la salud durante la menopausia y el climaterio en cada etapa correspondiente del ciclo vital».

En Argentina, aún no se ha profundizado ese vínculo entre menstruación y menopausia/climaterio. Todavía la salud pública nos ve exclusivamente en función de nuestro rol reproductivo: anticonceptivos para evitar gestaciones no intencionales, programas para el seguimiento de los embarazos, e incluso apoyo económico en caso de situaciones de vulnerabilidad o falta de recursos para afrontar el nacimiento, o la posibilidad de abortar.

Las mujeres mayores de 40 años no estamos consideradas en las políticas de salud sexual, salvo para la prevención de los cánceres ginecológicos (cervicouterino y de mamas).

Cuando dejamos de ser fértiles, la salud pública nos olvida o nos deja a la deriva. Las que podemos acceder a información basada en evidencia científica nos convertimos en privilegiadas. ¿Y las demás? En junio de 2023 se presentó en la Cámara de Diputados el primer proyecto de ley —sí, el primero— que habla sobre menopausia y climaterio y crea una unidad especializada en el Ministerio de Salud de la Nación, encargada de desarrollar una serie de medidas como la capacitación a los equipos de salud comunitaria, el dictado de talleres en centros de atención primaria para divulgar la información, la realización de campañas de difusión en establecimientos sanitarios y educativos, una campaña sobre climaterio y menopausia en medios de comunicación de alcance nacional y la provisión gratuita de insumos fundamentales a quienes los necesiten, para abordar los síntomas corporales que puedan afectarnos.

Mi ginecóloga me decía que las terapias de reemplazo hormonal deberían tener una cobertura en los seguros médicos y la asistencia médica estatal al menos similar a la de los tratamientos de enfermedades crónicas, dado que las necesitamos por unos cuantos años. No es una enfermedad, sí, lo sé, amiga, pero si nos recomiendan, según el caso, ponernos óvulos vaginales, usar gel vaginal y la TRH incluye tomar pastillas o un gel de estradiol para ponernos en el brazo todas las noches durante cinco años, debería formar parte de la Sanidad Pública con cobertura más amplia que la que tienen ahora.

Hay un acuerdo entre países, muy importante, que se conoce como Consenso de Montevideo. Se trata de la expresión regional del seguimiento al Programa de Acción acordado en la IV Conferencia Internacional sobre la Población y el Desarrollo de la ONU realizada en 1994 en El Cairo. El Consenso de Montevideo es una hoja de ruta para los gobiernos de la región para la implementación de políticas que garanticen el pleno ejercicio de los derechos humanos en temáticas tan relevantes como la salud sexual y reproductiva, el envejecimiento de la población, la migración internacional, los pueblos indígenas y la población afrodescendiente. Se caracteriza por tener una mirada progresista e integral. En la tesis de Sol East que te comentaba más arriba, me enteré que el Consenso de Montevideo no menciona en su texto explícitamente la salud de las mujeres adultas, en su etapa posreproductiva, ni el climaterio ni la menopausia, a pesar de que es un documento de referencia para gobiernos, sociedad civil y organismos de las Naciones Unidas cuando se diseñan y ejecutan políticas que promueven un desarrollo sostenible de la población. El silencio en torno al tema es notable.

También la producción académica desde las ciencias sociales sobre el climaterio y la menopausia y su vinculación con la salud de las mujeres y la perspectiva de género, así como otras representaciones en nuestra región, «es escasa en comparación con otras temáticas como la fecundidad, salud materna o aborto», cuenta Sol East.

¿Por qué de la Gran M no se habla y tampoco se investiga? Esta pregunta no me suelta. Muchas de las mujeres con las que he conversado en estos meses, en su mayoría, tampoco recibieron información en el ámbito familiar, ni de parte de amigas y, peor aún, ni en los consultorios ginecológicos. Incluso aquellas que preguntaron a su ginecólogo o ginecóloga cuando empezaron a tener los primeros signos corporales vinculados al climaterio y la menopausia recibieron respuestas decepcionantes.

—Tía... ¿Tú qué pensabas...? Es así —le dijo a una amiga su ginecóloga cuando, años atrás, ella le comentó que tenía sofocos y había empezado con sequedad vaginal. La médica no le ofreció nada, ni siquiera le recomendó usar un gel vaginal. Ahora, me cuenta mi amiga, ella siente dolor, mucho, al tener relaciones sexuales y —tal vez por eso— perdió el deseo sexual, y no tiene relaciones con su marido desde hace un par de años.

—Siento que soy una vieja y tengo 55 años —me dice apenada.

La falta de información de los propios médicos sobre las características de la perimenopausia y el climaterio es grave. En Argentina, no todos los ginecólogos tienen un curso o una especialización en el tema.

«Hay una gran desinformación y obviamente nadie habla de lo que no sabe», me confirmó Miriam De Paoli, periodista brasileña, y una de las fundadoras de No Pausa, una organización pionera en la región que trabaja en distintos países latinoamericanos en el ámbito público y el privado para darles visibilidad tanto a la menopausia como al climaterio.

Según la Organización Mundial de la Salud, más del 70 por ciento de las mujeres, independientemente de su condición económica y cultural, entran en esta etapa sin información suficiente para poder atravesarla sin que tenga impacto en su vida cotidiana.

Desde No Pausa hicieron una encuesta a través de Instagram durante la pandemia de covid-19, a lo largo del 2020 y el 2021, entre población de Argentina, Colombia, Uruguay, Chile y Brasil: el 77,3 por ciento de quienes contestaron desconocía que la menopausia es solo un día de la vida de las personas menstruantes, y casi un 40 por ciento ignoraba lo que significa «climaterio». Casi el 41 por ciento no relacionaba los «síntomas» con cambios hormonales, un 87 por ciento no hidrataba su vulva, lo que le permitiría un mayor disfrute de la sexualidad, y el 80 por ciento no sabía que las migrañas pueden ser consecuencia de transitar el climaterio.

«Somos el 51 por ciento de la población mundial, somos 5 millones de climatéricas en este momento en Argentina y es una subespecialización de la ginecología», me apuntó Miriam De Paoli.

¿Por qué hay tan pocos tocoginecólogos especializados? le pregunté a una de las médicas de referencia en el tema, y con larga experiencia. Me respondió en estricto *off the record*:

«No es rentable. La realidad es que, con lo que pagan las obras sociales y los seguros por consulta, ¿quién va a tomarse veinticinco minutos o media hora para hablar con una paciente? ¿Sabes el tiempo que lleva preguntarle todo lo que le pasa y después explicarle en qué consiste la terapia de reemplazo hormonal y cuáles son las ventajas y los riesgos?».

Otra mujer que entrevisté me decía:

«Más que una paciente, siento que soy una clienta más en una caja de supermercado: pasamos a la consulta una detrás de otra. Todas en la sala de espera tenemos el turno a la misma hora. "¿Tú cuál tienes?"; "A las 9"; "Yo también a las 9", y somos cinco citadas a la misma hora. Con suerte, tienes una consulta de diez minutos: te mira los estudios, te dice que están ok y te vas».

Ese acortamiento en el tiempo ideal que debería tener una consulta médica —que no es un problema exclusivo de ginecólogos— es otro factor que conspira contra la posibilidad de encontrar un ambiente de intimidad, propicio, que nos permita contar lo que nos está pasando. No es fácil hablar de los cambios de humor, los sofocos, la caída de la libido y la sequedad vaginal si te están apurando para que te vayas de la consulta..

Sin duda, y quiero resaltarlo, hay médicas muy comprometidas con el tema. Pero no se encuentran con facilidad.

En 1960, la esperanza de vida promedio para una mujer en Argentina era de casi 67 años. En 2021, las estadísticas muestran que ronda los 78 años, es decir, ganamos más de una década. Para el 2035, según las proyecciones del Instituto Nacional de Estadística y Censos (Indec), se calcula que será de 84 años. De modo que debería ser una obligación que nos preparáramos bien desde jóvenes para transitar este periodo de la mejor manera y tener un envejecimiento sano. Lo ideal sería que la menopausia no nos sorprenda sin información.

Le pregunté a Miriam De Paoli qué la ayudó a ella en esta etapa:

«Lo que más me ayudó fue informarme, entender que tengo que ser responsable de mi salud, sacarme todas las barreras para poder hablar del tema, buscar asistencia médica capacitada y, lo más importante, dejar de ser paciente para pasar a ser protagonista de mi propia historia clínica. O sea, aprender a buscar ayuda, aprender a tomar decisiones en torno a mi salud, y saber que hacer lo mismo que hacía a los 30 años y esperar el mismo resultado ha dejado de ser una posibilidad».

Las palabras de Miriam me resuenan. Me siento identificada con su recorrido. Más o menos hice lo mismo: rompí el silencio y empecé a hablar sobre el tema con cuanta mujer que me encontraba; pero, además, consulté a distintas médicas con diferentes posturas y paradigmas. Tuve la suerte de que mi ginecóloga, que me atiende desde el embarazo de mi segunda hija —que hoy tiene 18 años—, me orientó bien, incluso con la menopausia encima. De todas formas, quise confirmar con otras especialistas que iba por un buen camino. Ya te contaré más adelante mi hoja de ruta.

Miriam De Paoli me dijo que a los 47 años, por los olvidos que tenía —la famosa niebla mental—, pensó que estaba padeciendo demencia senil y puso en duda su capacidad para trabajar y desarrollar proyectos y, sin embargo, simplemente estaba atravesando la perimenopausia.

«Imaginate que yo en aquel momento ni sabía que había una etapa llamada perimenopausia, no sabía que la menopausia era un solo día en nuestra vida, no sabía que esa etapa se llamaba climaterio, no sabía que estaba dividida en perimenopausia, menopausia y posmenopausia, o sea, no tenía idea de lo que pasaba con mi salud y, más importante, con mi biografía hormonal».

Yo también pensé que podía tener demencia senil porque me olvidaba de todo. ¿A quién más le pasó?

Como tantas de nosotras, Miriam De Paoli entró a esta etapa completamente a oscuras. Nadie le había hablado del tema: ni su madre, ni sus amigas, ni los médicos.

Hoy tiene claro que la Miriam de 53 años no es la Miriam de 33 ni la de 43. Nuevas etapas, nuevas decisiones, nuevos hábitos y lo más importante, dice, es ser constante y tomar las riendas de nuestra salud.

Así como pedimos por el aborto legal, seguro y gratuito y conquistamos ese derecho a finales de 2020, en este tiempo me he ido dando cuenta de la necesidad de que haya también un acceso igualitario a la información y a la atención sobre menopausia y climaterio. Debería haber protocolos que se aplicaran en las consultas basados en evidencia científica. Cada una, amiga, puede elegir si quiere o no tomar o ponerse algo para hacer más llevaderas las manifestaciones en nuestros cuerpos de la llegada a la menopausia, pero, en definitiva, no debería depender de si sabemos qué alternativas existen o si podemos pagarlas. Que estén disponibles y sean accesibles para todas. El silencio que todavía rodea a la menopausia y la falta de un abordaje integral desde una perspectiva de salud pública por parte de especialistas están afectando la calidad de vida de muchas mujeres. Y eso no es justo.

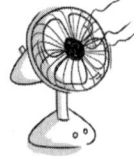

> Te diré lo que no te dicen sobre la menopausia. Los pechos crecen, ¡y mucho! A algunas mujeres se les ponen más pequeños, pero hay otras a las que cuando suben de peso, tienen hijos y amamantan, o atraviesan la menopausia, sus pechos crecen, ¡y resulta que soy una de esas mujeres a las que les sucedió todo esto!
>
> SALMA HAYEK, *actriz*

6
Mi hoja de ruta

Cuando empecé a tener sudores nocturnos y me di cuenta de que no lubricaba como siempre cuando tenía relaciones, fui corriendo a consultar a mi ginecóloga.

—¿Ya estaré menopáusica? —recuerdo que le pregunté sin eufemismos.

Me miró a los ojos, me sonrió y me dijo que era muy posible.

—¿¿¿Qué??? ¿¿¿Yaaaa???

—Pues sí... ya.

Como te he contado, usaba como anticonceptivo un dispositivo intrauterino hormonal (DIU) y ya no menstruaba desde que ella me colocó el primero en 2012 —uno de sus posibles efectos—, con lo cual no sabía si mis reglas por entonces eran irregulares o si no me vendrían más. Así que Doris me mandó a hacerme análisis para analizar los niveles hormonales. Y comprobamos que sí, amiga, la menopausia ya me tenía rodeada.

Hacía un tiempo que Doris me había indicado que usara un óvulo semanal de promestriene, que es un estrógeno sintético, para proteger el tejido vaginal. Y desde entonces, religiosamente, me pongo uno en la vagina cada semana porque me advirtió que era fundamental para evitar que más adelante me pudiera doler al tener relaciones sexuales con penetración y también es clave para prevenir infecciones urinarias y otro tipo de dolencias por ahí abajo. Varias amigas, con las que últimamente hablo sobre los cambios corporales que tenemos por la menopausia, me mencionan que sufren dolor al tener relaciones y que ningún ginecólogo les ha recetado ese bendito óvulo. Y, obviamente, dejan de hacerlo. ¿A quién le da ganas si le duele? Algunas mujeres, incluso, sangran como consecuencia del debilitamiento del tejido vaginal. Ese óvulo semanal fue mi primer aliado.

El anticonceptivo hormonal lleva progesterona que se libera progresivamente en el útero, espesando el moco del cuello para impedir la entrada de espermatozoides, o bien, alterando la ovulación. Así funciona. Aunque por entonces las posibilidades de quedar embarazada eran remotas, mi ginecóloga me indicó que no me sacara el DIU hormonal —hay que cambiarlo cada siete años— para que esa microdosis de progesterona fueran parte de mi terapia de reemplazo hormonal, junto con un gel de estradiol que empecé a ponerme todas las noches desde aquel momento en uno de mis brazos. Mi segundo aliado.

Cuando Doris me propuso la TRH enseguida me saltaron las alertas: recordaba que había escuchado que podía causar cáncer y tuve dudas. Me explicó que esa información no era cierta, que los tratamientos habían evolucionado y que era una terapia segura para mí —teniendo en cuenta mi historial clínico y la aparición de signos corporales que afectaban mi calidad de vida— y confié en su palabra.

Leí sobre el tema y descubrí que la TRH había sido demonizada por décadas, por un estudio mal diseñado y peor comunicado, suspendido abruptamente en 2002 en EE.UU., llamado «Iniciativa de Salud de la Mujer» (conocido como WHI, por sus siglas en inglés).

En el verano de 2023, cuando estaba en plena investigación para este libro, la revista dominical de *The New York Times* publicó en su tapa de la edición del 1 de febrero un extenso artículo de la periodista Susan Dominus, ganadora de un premio Pulitzer, con el título «Las mujeres han sido engañadas sobre la menopausia», donde derriba todos los mitos sobre las TRH, y con una multiplicidad de voces expertas —de médicas especialistas e investigadoras— afirma que es un tratamiento seguro y efectivo para mejorar la calidad de vida de mujeres en la menopausia. Detalla las razones por las que se dejó de ofrecer tras ese fallido estudio, WHI. En aquel momento se dijo, erróneamente, que aumentaba la prevalencia de eventos cardiovasculares y de cáncer de mama. «La terapia hormonal en algún momento fue el tratamiento recetado con más frecuencia en los Estados Unidos, pero en 2002, un importante estudio planteó serias preocupaciones sobre los riesgos para la salud, lo que provocó que muchos médicos y pacientes la abandonaran. Nuevos análisis de los datos de ese estudio, conocido como la Iniciativa de Salud de la Mujer, junto con muchos otros, desde entonces han asegurado que los riesgos de la terapia hormonal son bajos para las mujeres sanas menores de 60 años. Pero la reputación del tratamiento aún no se ha recuperado», decía el artículo. Es cierto que la TRH no es para todas, amiga —porque hay que evaluar antecedentes médicos y es el o la especialista médico/a quien debe indicarla—, pero tienes que saber que existe y que puede ser una opción cuando las «menoseñales» te alteran demasiado la vida. Ese es el criterio de los consensos de las principales sociedades médicas especializadas del mundo, entre ellas de la Federación Latinoamericana de Sociedades de Obstetricia y Ginecología (FLASOG), a la que pertenece la Federación Argentina de Sociedades de Obstetricia y Ginecología.

Leer el artículo de la revista de The New York Times, con tantas referencias, me dio tranquilidad, al igual que hablar con varias especialistas en climaterio del país con reconocida trayectoria. Pero sé que todavía los miedos y las dudas entre mujeres —y, peor aún, en médicos— persisten. ¿Si fuera un tratamiento para hombres habría tanta desinformación?

Para la sequedad vaginal, además, Doris me recomendó gel vaginal: es mi tercer aliado. Me recomendaron usarlo diariamente como una crema corporal, y particularmente cuando tienes relaciones sexuales o te masturbas. Soy muy fan de los juguetes sexuales, otros aliados fundamentales para estimular la zona y también el deseo sexual, que es un músculo que hay que ejercitar, amiga, si te gusta y lo disfrutas. También leí que va muy bien para los tejidos vaginales la irrigación sanguínea que se produce con la excitación sexual. ¡Sin dudas una buena razón para motivarse!

En mi caso sentí la aparición de la sequedad vaginal casi te diría que de un día para el otro. Y llegó acompañada de un descenso del deseo sexual. Todo este deprimente combo, amiga, me apareció durante la pandemia de covid-19. Al principio no sabía si mi falta de deseo tenía que ver con que el vínculo con mi pareja se había resentido por todas las medidas de prevención para cuidarnos del maldito virus y algunas otras razones que no viene al caso explicar por aquí. Él iba diariamente a su trabajo porque se consideraba esencial y cuando volvía y me visitaba —siempre vivimos en casas separadas— a veces yo tenía cierta aprensión y temor a contagiarme. Al principio, al llegar se quitaba la ropa y la ponía en una bolsa y se duchaba antes de saludarnos. ¡Qué tiempos aquellos!

Recuerdo que un día, al año del inicio de la pandemia, me levanté y me miré al espejo y no me reconocí: sentí, de pronto, la autoestima muy baja, algo que nunca me había afectado; estaba angustiada, tristona, como si me hubiera caído en un pozo: esa, literal, fue la sensación. Rápidamente pensé en mis hormonas y que podía tener que ver con la caída de los estrógenos. Escribí a Doris, le describí ese bajón anímico que me estaba rondando y la caída del deseo sexual sobre todo y me sugirió que fuera a ver a una sexóloga clínica conocida suya.

Me pasó el contacto y fue muy gracioso darme cuenta de que la tenía guardado y que justo un año antes, en abril de 2020, la había entrevistado para un artículo que publiqué sobre una encuesta que había hecho la Asociación Argentina de Sexología Humana, que ella preside, sobre la sexualidad durante la pandemia.

—Qué pequeño es el mundo —me dijo cuando me presenté.

En el intercambio a través del WhatsApp —que todavía conservo— le conté sobre mi cuadro:

—Estoy con baja del deseo. Tengo 51 años. No sé si es la menopausia, la pandemia, la crisis con mi pareja o todo eso —le adelanté cuando le pedí cita.

—Probablemente un poquito de todo —me respondió y me dio cita para el día siguiente, podía ser presencial o virtual, y elegí la primera opción: pensé que me iba a sentir más cómoda conversando cara a cara, aunque las dos tuviéramos mascarilla. Fui a su consulta, ubicada en la planta baja de un departamento situado frente al parque Las Heras, en el barrio de Palermo, en la ciudad de Buenos Aires. Recuerdo que era una mañana muy fría y ventosa. La consulta estaba helada. Parecía que hacía tiempo que no la abría, o que circulaba poca gente.

Le conté lo que me pasaba, que no me lubricaba, que no tenía ganas de tener relaciones, que me sentía de bajón, con autoestima baja y no me reconocía frente al espejo.

—Como que no soy yo —le dije.

La consulta duró casi una hora. Me hizo preguntas sobre mi relación de pareja, mi trabajo, mis hijos, mi familia ampliada. Me hizo un cuadrito en una hoja de su recetario con algunos conceptos, que todavía conservo en mi cartera. No te voy a contar qué escribió. Eso me lo guardo.

Recuerdo, sí, que la falta de deseo sexual me generaba mucha frustración. Le ponía garra. Nos besábamos, nos tocábamos, y en mi cabeza ya se instalaba la idea de que no iba a poder acabar, y no acababa ni con mis juguetitos, que nunca me habían fallado, y eso me enfadaba más. Me daba rabia, me crispaba con mi pareja y entraba en un círculo vicioso: malhumorada era imposible que me excitara, y así no llegaba a un orgasmo. Y me enfadaba más y maldecía la menopausia. ¿Era la menopausia o la pandemia o una crisis con mi pareja en medio de la pandemia? ¿Así sería el sexo después de los 50?

Fui a tres consultas con la sexóloga, cada quince días. La primera vez me indicó que me pusiera gel de testosterona —poquito— en el brazo, tres veces por semana, por la mañana o por la noche, pero siempre tratando de que fuera a la misma hora. Recuerdo que cuando lo empecé a usar me dio miedo que me saliera barba. Incluso le conté sobre ese temor a la sexóloga y se rio: era muy poca la cantidad que me aplicaba —un hilito de un centímetro, aproximadamente— como para generar ese efecto. De todas formas, empecé a observarme el rostro con detenimiento en el espejo con aumento que tengo en el baño a ver si me salían pelos en la cara. No sucedió.

También la sexóloga me recomendó que me masturbara varias veces al día, que escuchara pódcasts eróticos para estimularme, que usara juguetes sexuales —siempre me han gustado y tengo varios desde hace años, pero en aquel momento decidí comprarme uno que me tentó y que ahora es mi preferido o preferida, porque en la cajita en la que vino el modelo tiene nombre de mujer, «Leti», se llama—. Tenía que ejercitar el sexo para recuperar las ganas: esa fue la consigna. Y, amiga, funcionó: poco a poco fui recuperando el deseo sexual y lo mejor, creo, advertí que había salido de ese pozo oscuro y que volvía a sentir que era yo. En el espejo me volví a reconocer. El gel de testosterona lo seguí usando dos veces por semana durante varios meses más. Fue otro de mis aliados.

Los sudores nocturnos con el combo de la THR fueron desapareciendo, aunque de vez en cuando me entra calor en la cama y me destapo y luego me entra frío y me vuelvo a tapar, pero sin transpirar de forma descontrolada, como al principio.

A mediados de 2021, una amiga, cuatro años menor, me contó, con bastante vergüenza, casi como un secreto, que se iba a someter a una cirugía para solucionar el problema de la incontinencia urinaria: me dijo que la pérdida del control de la vejiga la afectaba hacía tiempo, que al principio le sucedía al toser, estornudar, reír, hacer algún ejercicio físico o levantar algo pesado pero ya el cuadro se le había complicado bastante porque no tenía autonomía para caminar más de cinco cuadras sin sentir la necesidad imperiosa de hacer pis. Y el pis se le escapaba. Hasta ese momento no había escuchado un relato en primera persona tan dramático del problema de una mujer de mi edad, sí de algunas varias décadas mayores. Y de solo pensar que podía llegar a ese escenario en algún momento, inmediatamente le pedí el contacto y decidí consultar a la misma médica ginecóloga especializada en suelo pélvico que iba a operarla. Había observado que al saltar en una clase del gimnasio a veces se me escapaba algún chorrito de pis, mínimo, pero suficiente para entrar en pánico. Mi ginecóloga ya me había recomendado los famosos ejercicios de Kegel, para fortalecer los músculos del suelo pélvico, pero, como asumo que nos pasa a la mayoría, los hacemos por un tiempo y después nos olvidamos de repetirlos sistemáticamente. ¿O soy la única vaga y olvidadiza?

Por las dudas, te cuento que el suelo pélvico es un grupo de músculos y otros tejidos que forman una especie de cabestrillo o hamaca a través de la pelvis. En nosotras, mantiene el útero, la vejiga, los intestinos y otros órganos pélvicos en su lugar para que puedan funcionar adecuadamente. Pero puede debilitarse o da-

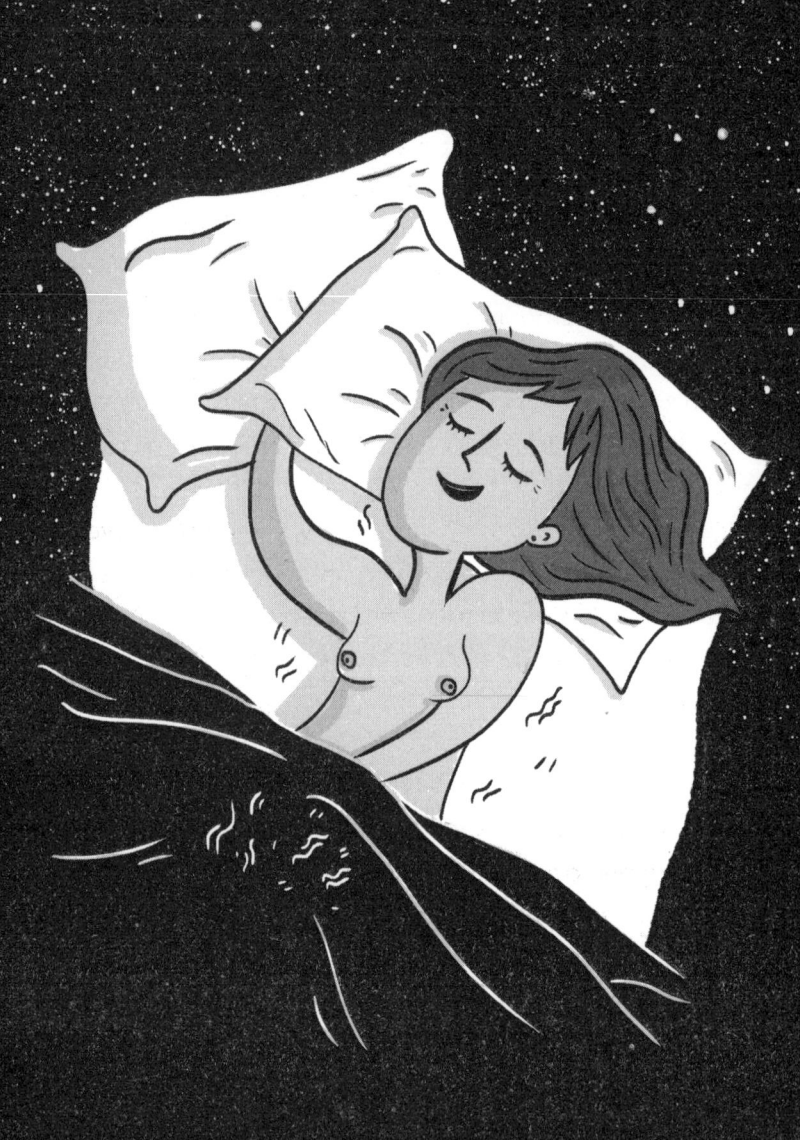

ñarse. Las causas principales son el embarazo y el parto, pero también pueden ser la obesidad, tratamientos con radiación, cirugías y, claro, el envejecimiento.

La pérdida de orina al reírse, toser o hacer ejercicio, la sensación o ver un «bulto» o «algo que sale» de la vagina, y la necesidad urgente o frecuente de hacer pis son algunos de los síntomas más comunes de que el suelo pélvico está dañado.

La médica me contó que la incontinencia de orina de esfuerzo —como se llama técnicamente el problema— afecta a 1 de cada 4 mujeres, y es un síntoma prevalente con mayor incidencia en el grupo de edad comprendido entre los 50 y 60 años.

Me explicó que se puede tratar de diferente manera según la gravedad: con fisioterapia de la musculatura del suelo pélvico, es decir, con los ejercicios de Kegel; con pesarios antiincontinencia —unos dispositivos que se colocan en la vagina y sirven para elevar y dar soporte a los órganos (útero, vejiga o recto) cuando cualquiera de ellos ha descendido de su lugar habitual debido a la debilidad de los tejidos y músculos del suelo pélvico—; o a través de procedimientos quirúrgicos.

La cirugía más estudiada y divulgada mundialmente es lo que comúnmente se llama «*sling*»: es una prótesis de polipropileno que se coloca con incisiones mínimas y queda integrada al organismo formando un ligamento nuevo. Su traducción del inglés significa "hamaca", lo que nos da una idea de cómo queda posicionada la prótesis sobre la cual se asienta la uretra media. La uretra es la porción externa del árbol urinario y es el lugar dañado, producto de los embarazos, nacimientos y el propio envejecimiento. La cirugía se lleva a cabo con anestesia local y sedación de manera ambulatoria y la tasa de satisfacción de las usuarias de este procedimiento, destacó, asciende alrededor del 95 %.

La médica me revisó y me hizo apretar, sostener y relajar los músculos del suelo pélvico y me dijo que mi diagnóstico no era grave, que con los ejercicios de Kegel mejoraría y me enseñó a hacerlos.

Me indicó volver a las tres semanas, para que ella pudiera comprobar que los estuviera haciendo realmente bien. Volví tres veces, cada tres semanas. Practiqué los ejercicios a consciencia durante varios meses: los tenía que hacer tres veces por día, acostada, y cada vez las series eran más largas. Y un día dejé de hacerlos. Seguramente me olvidé o me dio pereza o sentí que no tenía tiempo. Cada tanto me acuerdo y los hago, pero no logré incorporarlos como rutina. Culpa mía. Prometo retomarlos. Creo que quienes tuvimos partos deberíamos hacerlos preventivamente después del posparto. O, mejor aún, tendrían que enseñárnoslos en la escuela para sumarlos como un hábito saludable —y obligatorio— como lavarnos los dientes.

En mi periplo por escuchar a diferentes especialistas después de entrevistarla para un artículo periodístico, le pedí un turno a la médica tocoginecóloga Sandra Magirena, autora del libro *Regreso a mí*. Justo tiene una de sus consultas bastante cerca de mi casa. Quería confirmar que la opción de la TRH era la adecuada para mí —y lo confirmó— y saber qué más podía hacer por mi bienestar.

Me contó que la sequedad vaginal afecta a entre el 75 y 80 por ciento de las mujeres después del décimo año de la menopausia. Es una condición que aumenta progresivamente desde que se tiene la última regla hasta que se llega a los 70 años.

—Entre aquellas que tienen sequedad vaginal, un alto porcentaje, además, puede sufrir el llamado síndrome genitourinario, una condición de salud muy molesta que produce repetidas cistitis, ardor, infecciones urinarias, y eso es lo que hay que prevenir. Entonces, toda mujer que entra en la menopausia, que sabe que tiene altas probabilidades de padecer sequedad vaginal, debe hacer tres cosas: masajearse la vagina, con un masajeador, con los dedos o con ayuda de un amante si tiene actividad sexual; usar humectantes e hidratantes vaginales de base acuosa con aloe vera o ácido hialurónico (también sirve el aceite de coco); y, en tercer lugar, aplicarse un derivado estrogénico llamado «promestriene», que prácticamente pueden usar todas las mujeres (con alguna restricción en aquellas que tienen o hayan tenido cáncer de mama) y viene en forma de óvulos o crema —me explicó.

Hay también otro producto, un precursor de la testosterona, que es la dehidroepiandrosterona (DHEA). «Con eso te garantizás vida sexual sana», me alentó.

En mayo de 2023 decidí consultar a una ginecóloga que hace HIFU (en inglés, *high intensity focused ultrasound*) vaginal. Esta técnica se ofrece en el mercado como «la más alta tecnología enfocada en salud y estética íntima femenina». Funciona como un ultrasonido focalizado de alta intensidad y energía —como el que se aplica en el rostro para plancharte arrugas— y se comercializa como tratamiento del llamado «síndrome genitourinario» de la menopausia y también para la incontinencia urinaria moderada. Me propuse hacer tres sesiones al año. Es un procedimiento caro. Me hice una primera sesión, para probar el resultado y debo decirte, amiga, que no noté que solucionara mi problemita del escape de algunas gotitas, a veces, en ciertas circunstancias de esfuerzo.

También hay otras opciones para añadir como las bolas chinas, que uso de vez en cuando. ¿Las conoces? Las que tengo son dos esferas algo alargadas de unos 3,5 o 4 centímetros de diámetro de silicona de color lila, unidas por un cordón, en cuyo interior se encuentra otra bolita más pequeña. Te las introduces como un tampón, con especial atención a que el cordón quede fuera para facilitar su extracción. También hay bolas chinas individuales. Para usarlas, siempre consulta a un profesional especialista, que te las recomiende. Según me enseñaron es imprescindible moverse al llevarlas colocadas, para que la bolita que está dentro se mueva y choque contra las paredes de la vagina provocando así su contracción involuntaria.

En el mercado, se ofrecen otros tratamientos, como el láser, para tratar el síndrome genitourinario, pero no encontré estudios publicados que confirmaran su eficacia para mejorar los cuadros.

Consejo: si estás con problemas de incontinencia urinaria, amiga, no dejes de consultar a un/a médico/a especializado/a para que te haga un buen diagnóstico y te indique el tratamiento más adecuado.

¿Qué más me pasó? Nunca antes había tenido insomnio y era otra de las plagas que me atacaban, también consecuencia de la baja de estrógenos. ¡Maldita Gran M! No tenía problemas para dormirme cuando me acostaba, pero de pronto me despertaba alrededor de las cuatro de la madrugada y no podía volver a conciliar el sueño. Daba vueltas y vueltas en la cama. Opté por poner la radio del móvil y dejarla encendida, con el aparato bajo la almohada sintonizado en algún programa de noticias o algún pódcast de entrevistas y con ese murmullo lograba adormecerme. Pero solo conseguía alcanzar un sueño más pesado cerca de las seis de la madrugada, cuando me quedaban un par de horas antes de levantarme. Un rollazo. Odié esas noches en vela. Probé con melatonina, que me recomendó Doris, pero no me ayudó.

Finalmente, una médica especializada en ayurveda —que consulté hacia finales de 2022— me indicó unas gotas homeopáticas que tomo al atardecer y me permitieron volver a dormir bien. Tal vez me despierto para ir al baño o con el maullido de nuestra gata July, que me pide comida o que le abra alguna puerta o ventana para salir al jardín, pero puedo volver a dormirme. Un lujo. Esas gotitas, otras aliadas.

¿Qué más? El pelo. En el verano de 2023 empecé a notar que se me caía más de lo habitual. Siempre tuve el cabello finito. Sentí pánico de quedarme calva. También consulté a la ginecóloga. Me recomendó tomar unos comprimidos de aminoácidos, vitaminas y zinc, conocidos para evitar la caída. Añadí el champú de la misma marca. La médica ayurveda me sugirió otro champú, una loción y un acondicionador sin parabenos, y una cosmiatra me aconsejó aplicarme mi propio plasma enriquecido en plaquetas con microinyecciones en el cuero cabelludo. Hice de todo. Poco después de unos meses de tratamientos varios, vi ciertas mejoras. Ahora se me cae menos y está muy brillante. ¿Dejarme las canas? Todavía no me convence la idea. Por ahora me sigo tiñendo; aunque sé que no es lo más saludable, no me veo aún con el pelo gris. Tal vez más adelante. Veremos.

Entre las preguntas que me he hecho en estos años, una es si el cannabis medicinal que resulta tan bueno para tantas dolencias tal vez podría ayudarnos a mitigar las manifestaciones más molestas que nos trae la menopausia. En su libro *Guía del cannabis para la mujer,* publicado originalmente en 2018 en Estados Unidos, y en 2022 en Argentina por el sello Ariel, Nikki Furrer, abogada y cultivadora estadounidense, da cuenta de su experiencia personal. Lo escribió atravesando sus cuarentas y siendo premenopáusica. «La marihuana alivia los cambios de humor de la menopausia», escribe Furrer en la primera parte de su libro.

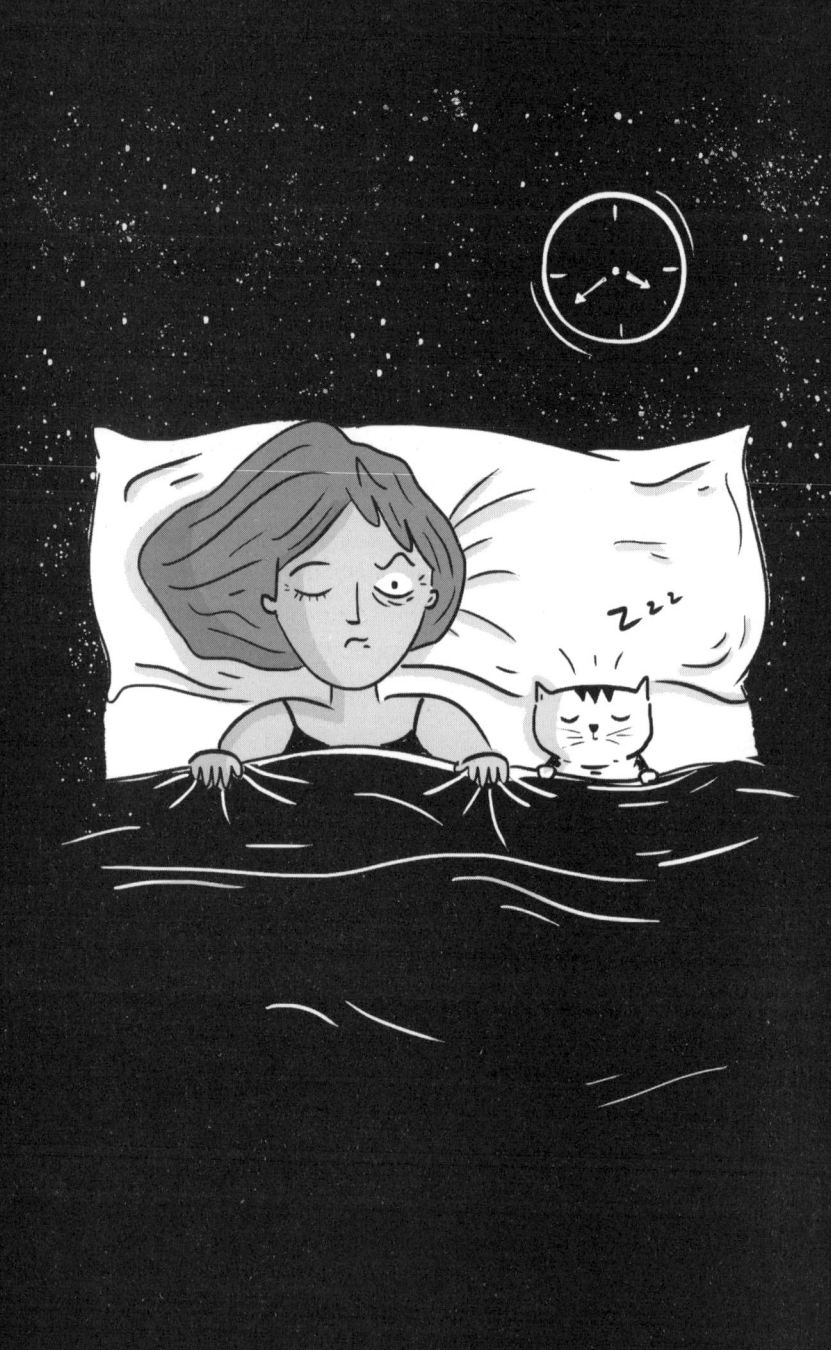

Leí distintos artículos publicados en revistas científicas que sugieren que cada vez más mujeres recurren al cannabis medicinal en busca de alivio sobre todo para el insomnio y los cambios de ánimos asociados a la caída de estrógenos. Lo hacen más como autoprescripción que siguiendo una receta médica. Lo cierto es que todavía —al menos al momento de publicar este libro— hay escasez de investigaciones sobre los posibles beneficios, como advierte el artículo «El impacto del consumo de cannabis sobre los síntomas vasomotores, el estado de ánimo, el insomnio y la sexualidad en mujeres perimenopáusicas y posmenopáusicas: una revisión sistemática», de diciembre de 2021 de la revista *Climacteric*. Sus autores, J. Mejía-Gómez (Departamento de Oncología Médica, Hospital Mt. Sinai), N. Phung (facultad de Medicina, Universidad de Toronto), y E. Philippopoulos, K. E. Murphy y W. Wolfman (Departamento de Obstetricia y Ginecología, Hospital Mount Sinai, Universidad de Toronto), hicieron una búsqueda exhaustiva de la bibliografía disponible en bases de datos de artículos médicos y no encontraron estudios extensos que permitan afirmar con base científica que puede tener resultados beneficiosos. De todas formas, eso no significa que no sirva. En todo caso, aún no se ha probado.

Por el momento, si bien hay muchas investigaciones que han estudiado el efecto de los cannabinoides en síntomas corporales menopáusicos, como el dolor, los cambios de humor y los problemas de sueño, y muestran que pueden ayudar para mitigarlos, aún no hay pruebas clínicas controladas que muestren conclusiones definitivas sobre los efectos de los cannabinoides durante la menopausia. Digamos que son terapias que tienen, seguramente, gran potencial.

Buscando más información, consulté a Marisol Bocetti, médica especialista en medicina familiar, con un posgrado en Endocannabinología y Terapéutica cannábica de la Universidad Nacional de La Plata, y vicepresidenta de la Sociedad Argentina de Endocannabinología y Terapéutica cannábica. Boccetti sostiene que «el cannabis de uso tópico a través de aceites ayuda a que la atrofia vaginal no siga avanzando», es decir, lo recomienda para combatir la sequedad vaginal, el ardor, la picazón, la incontinencia urinaria y el acortamiento y estrechamiento del canal vaginal. También para aliviar sofocos y sudoración nocturna. Será cuestión de seguir averiguando. O de probar si nos ayuda. Siempre, amiga, con el debido acompañamiento de especialistas.

¡Ah! y me olvidaba de que también empecé a sentir, en estos años, los ojos más secos. Así que estoy con TRH, uso crema corporal, gel vaginal, champú y acondicionador especial, las gotas para dormir mejor y gotas oftalmológicas. Además, vitamina C y comprimidos de cúrcuma —para levantar las defensas— y colágeno para aceitar las articulaciones. Voy dos veces por semana a clases de spinning en un gimnasio de mi barrio, juego al tenis todo lo que puedo —a veces cinco horas a la semana si mis trabajos me dejan tiempo—, y añadí ejercicios con pesas para recuperar la masa muscular de los brazos. Trato de comer sano, y ese combo incluye frutos secos, semillas y pocos alimentos procesados. Nunca he fumado tabaco, y tomo poco alcohol —algo a veces los fines de semana—. Esa es, por estos días, mi receta. Cada una, amiga, tiene que encontrar la suya.

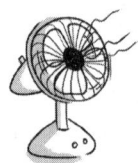

7
El inicio de otra desigualdad

Una separación, sabemos, no se desencadena por un solo factor o motivo. Imagínate esta escena: estás en una relación estable, por ejemplo, de más de veinte años y tus hijos ya son adolescentes o jóvenes; tienes una hija que está terminando la secundaria, otro cursando una carrera universitaria. Te llega la menopausia y surgen muchas más preguntas que aquellas relacionadas exclusivamente con el funcionamiento de tu cuerpo. Miras a tu pareja y te preguntas qué te atrae de él, o mejor aún: ¿te sigue atrayendo algo? El deseo sexual puede haber mermado, pero no siempre es por culpa de la menopausia. El tedio de la rutina, el amor que se evapora, los cambios a lo largo de la vida... En realidad, la menopausia o los 50 puede ser un gran detonante para interrogarnos sobre la salud de nuestros vínculos más íntimos.

¿No me despierta deseo sexual él o ningún hombre? ¿Te hiciste esa pregunta?

Te lo planteo porque a mí, querida amiga, en realidad me la hizo una ginecóloga que consulté en mi periplo de estos años cuando llegué a su consulta preocupada por el descenso de la libido:

—¿Tienes un amante? —me interrogó con el mismo tono como si me estuviera preguntando la cantidad de partos en mi vida.

La miré sorprendida, ojiplática. Le dije que no.

—¿Y no puedes conseguirte uno? Te lo digo para probar el tener sexo con otro hombre que te caliente, así vas a poder saber si lo que te pasa tiene que ver con la caída de hormonas o si el problema es con tu pareja —me dijo sin preámbulos.

Me reí y mucho. Me imaginaba diciéndole a mi pareja: «Amor, la doctora me ha recetado que me tire una canita al aire para descartar que las hormonas me estén jugando una mala pasada».

Pero más curiosa me resultó la receta —que, por supuesto, tiene mucha lógica, pero no la seguí— cuando algunas semanas después, hablando del tema en uno de mis trabajos con otras mujeres, una de mis compañeras dijo que su médico le hizo el mismo comentario cuando ella había ido con la inquietud de la caída del deseo sexual. Le preguntó también si tenía un amante, y ella lo miró indignada por la invasión a su intimidad.

Tampoco tenía. En su caso, tiene un matrimonio de más de quince años. Podía ser el desgate de la relación, pero también la caída hormonal, me comentó ella. Sin embargo, el médico no le dio otra receta que la de probar con un amante para evaluar el cuadro.

La pregunta, sin duda, es muy pertinente. Más allá de cómo queramos respondérnosla (eso depende de cada una), es una pregunta que nos tenemos que hacer. Es un buen momento. ¿Nos calienta nuestra pareja? ¿No nos calienta más él o ningún hombre?

A nuestra edad, es tiempo de balance y de pensar cómo queremos envejecer y al lado de quién. Mejor sola que mal acompañada, dice el viejo refrán.

Es cierto que se pueden abrir distintas grietas en las parejas de larga duración —y de las otras también— por muchísimas razones cuando atravesamos la mediana edad y a veces se le echa la culpa de todo a la menopausia.

Aclaro que me refiero a las parejas heterosexuales, con las que me identifico. Entramos en una etapa en la que ellos, para la sociedad, siguen siendo atractivos y nosotras, amiga, parece que nos volvemos invisibles. Y no se trata de un superpoder que conseguimos con el climaterio para inmiscuirnos en lugares prohibidos. No, todo lo contrario: esa invisibilidad no es un valor. Suena duro lo que te voy a decir, pero continúa vigente en la sociedad, lamentablemente, el valor de la feminidad asociado a la juventud. O sea, eso que pensábamos que estaba superado no lo está, amiga. «En lo profundo, sigue teniendo valor fundamentalmente la mujer joven mientras fecunda porque sigue primando la reproducción como su principal aporte», me decía Débora Tajer, psicóloga y psicoanalista, profesora titular de Salud pública y Estudios de género de la facultad de Psicología de la UBA, con quien conversamos sobre el tema. Los hombres siguen siendo deseables y las mujeres, en este mercado sexual, pasamos a la góndola que nadie mira. Entramos, sin escalas, en una nueva etapa de «desigualdad» entre los géneros, marcaba Débora Tajer.

En 1972, cuando muchas de nosotras recién estábamos apareciendo en este mundo, Susan Sontag ya nos advertía en el ensayo «The Double Standard of Aging» («El doble rasero del envejecimiento», publicado en la ya desaparecida revista *The Saturday Review*) de que, a partir de los 50, parece que los hombres maduran mientras que las mujeres envejecen. Sontag nos alentaba a desobedecer la convención por la que hacerse mayor empodera a los hombres, mientras que a nosotras nos va sepultando lentamente.

En julio de 2023, mientras escribía estas líneas, Milagros Pérez Oliva, periodista y profesora universitaria española, escribía en sintonía con mis pensamientos, o yo con los de ella, un artículo en el diario *El País* titulado «Adiós a los mitos de la menopausia: la rebelión de la mujer madura», donde recordaba a Sontag y afirmaba: «La edad corre para todos, pero los hombres no tienen una meta cambiante y tan explícita como la retirada de la regla y, dado que la identidad social de las mujeres se ha construido a lo largo de milenios en torno a la fertilidad, cuando esta decae, parece que todo se derrumba».

Rompamos, amiga, con esta narrativa: que no nos devore el dragón patriarcal que nos quiere fecundas y luego nos borra del mapa. En *Barbie,* la película —exitazo de taquilla estrenada el 20 de julio de 2023— los Ken en Barbieland sienten que su vida cobra sentido en función de la mirada de ellas, las Barbie. Los Ken son un accesorio de las muñecas, apenas un complemento, como los coches. Es un gran acierto de la directora y coguionista feminista Greta Gerwig mostrar de forma tan explícita ese ser en función de lo que ellas quieren que ellos sean, como contraste al lugar en el que históricamente el patriarcado nos ha querido encasillar. Hemos salido airosas. Logramos hacerle un corte de manga al patriarcado en muchos sentidos. Piensa que hasta no hace tanto la mujer que se casaba podía añadir a su apellido el de su marido después de la preposición «de». Y se estilaba hacerlo. O incluso, muchas mujeres adoptaban el apellido del esposo. Pero la ley no permitía que el esposo añadiera el de la esposa. ¿Era una forma de reafirmar quién era dueño de quién? Probablemente. Rémoras de otras épocas. Con el nuevo Código Civil y Comercial, que entró en vigencia en Argentina en 2015, cualquiera de los cónyuges puede optar por usar el apellido del otro, con la preposición «de» o sin ella.

Una amiga me comentó que notaba en su entorno que durante el climaterio más mujeres que habían estado casadas con hombres empezaban a estar en pareja con otras mujeres. Yo no lo había observado. Empecé a preguntar y encontré algunos casos. Una de las mujeres, de cincuenta y pico, separada hacía varios años, que consulté me dijo que sexualmente no se calentaba tanto con otra mujer, pero había descubierto en su actual compañera —con quien estaba desde hacía tres años— una contención y compañía amorosa que ya no encontraba en relaciones heterosexuales. Tal vez sea, para algunas, una forma de desafiar el cono de invisibilidad en el que entramos.

Maribel Cárdenas, directora de políticas de igualdad de la ciudad de Santa Coloma de Gramenet, municipio español de la provincia de Barcelona, dice que «la identidad femenina está todavía mediada por la mirada masculina. Cuando no encajas en el ideario de esa mirada, pierdes todo el valor y, con él, el respeto. La suma de edadismo y sexismo es una expresión más de la desigualdad en algo que es irremediable, como es el paso del tiempo». Lo leí en el artículo de *El País* que te he comentado.

También me advertía Débora Tajer, que es doctora en Psicología, de que con los cambios hormonales hay un impacto anímico más allá de lo que te esté pasando personalmente. Puedes sentir que la vida te sonríe, que tus cosas están más o menos bien —y eso ya es un montón— pero tener tristeza, cierta depresión, que no sabes de dónde viene y que es, me aclaraba Débora, de origen biológico. Te sientes triste sin motivo.

Hay que saber, amiga, que podemos estar mejor, aunque hoy sentimos que estamos atravesando esta etapa, un tanto a ciegas, porque no hay una cartografía ni políticas públicas que nos amparen ni una representación colectiva de cómo envejecer bien. Vamos a escribir ese itinerario entre todas.

Es una etapa donde podemos sentir la liberación del riesgo o de la preocupación de un embarazo al tener relaciones, pero a la vez nos podemos enfrentar a algunos duelos: para la que no tuvo hijos, es la confirmación de que seguramente ya no los tendrá, aunque, claro, está la posibilidad de recurrir a técnicas de reproducción asistida como la subrogación de vientre o la donación de óvulos o el camino de la adopción. Pero la biología marca un límite muy definido, que algunas, si quieren, podrán sortear. Aquellas con hijos jóvenes pueden verse afectadas y angustiadas por el famoso síndrome del «nido vacío» —a pesar de que cada vez es más complejo para quienes van dejando atrás la adolescencia acceder a la autonomía suficiente para mudarse de la casa materna por el contexto de crisis económica que hace tiempo nos golpea en Argentina—. Pero algunos lo logran. Para muchas mujeres puede ser un alivio que esos hijos ya no estén conviviendo bajo el mismo techo. Sobre todo, para aquellas con proyectos propios, y que no han vivido pendientes de la atención y la crianza de sus hijos e hijas. Puede ser otra razón para sentirse más libres, con menos obligaciones domésticas y más tiempo para ellas. Y hay otro posible duelo y es aquel que atraviesan quienes han puesto mucho énfasis en el aspecto físico y la belleza. Ese pilar en el que se sostenían para pararse frente al mundo, que torneaba su identidad, también se va desmoronando, por más rellenos faciales, inyecciones de bótox y tratamientos estéticos que paguen. A veces puede ser interesante pensar en un apoyo psicológico para ayudarnos a volver a nuestro eje.

A qué hombre el médico le va a decir:

—Aguántate... Es así... Es la edad..., ¿qué esperabas? —al plantearle que ya no se le levanta, por ejemplo.

Eso es lo que escucharon muchas mujeres cuando comentaron en la consulta ginecológica que ya no lubricaban y sentían seca la vagina, aun con la excitación sexual. O que no dormían bien por los sudores nocturnos.

También estuve pensando lo siguiente: si no se hubiera descubierto la pastillita azul contra la disfunción eréctil masculina, más conocida por uno de sus nombres comerciales, la famosa Viagra, ¿la caída del deseo sexual en mujeres de mediana edad que están en pareja con hombres de mediana edad —que empiezan a tener dificultades con la erección por el descenso de la producción de testosterona— la sentiríamos como un problema?

En este tiempo de hablar y mucho con mujeres +45 que sufren sequedad vaginal o dolor al tener relaciones con penetración y que, además, notan que el sexo les va interesando menos, es un denominador común escuchar que se sienten presionadas a seguir teniendo relaciones más porque su pareja masculina quiere que porque ellas realmente lo deseen.

¿El consumo excesivo de Viagra obliga a muchas mujeres a insistir con el coito? ¿Si a ellos no se les levantara «exigirían» el coito? Me surgieron esas preguntas.

La falta de deseo sexual aparece como un problema porque el otro me lo está exigiendo. A veces ese «otro» es nuestra pareja sexual. Para otras, es nuestro círculo de amigas. Por ejemplo: ¿quién no tiene esa amiga que te mira raro cuando le dices que no tienes sexo desde hace un año?, ¿cuántas veces escuchamos que nos preguntan: «¿No tienes a nadie con quien hacerlo?», o directamente te mandan a buscar un tío a una aplicación de citas? Evitemos caer en el «coitocentrismo», decía Mabel Burín, doctora en Psicología y una de las pioneras en el país en cruzar psicoanálisis, feminismo y género, en un diálogo sobre el tema que tuvimos en julio de 2023, a través de Zoom, convocadas por investigadoras del Conicet que están indagando sobre menopausia y climaterio.

Ellos también tienen su bajón hormonal, pero no es tan abrupto como en nosotras. A partir de los 40 años, los hombres pueden experimentar cambios físicos asociados a la disminución de los niveles de testosterona. A este cuadro se lo denomina «andropausia». Si sobre la menopausia y el climaterio se habla poco, bastante menos se escucha sobre la andropausia. A diferencia de la menopausia, que en general ocurre entre los 45 y 55 años, la transición en los hombres es habitualmente lenta. Puede prolongarse por décadas y tiene distinta progresión en cada persona. No hay una andropausia similar a otra.

Seguramente sabes que la testosterona es la principal hormona sexual del hombre. La mayor parte de la testosterona es producida por los testículos. Esta hormona tiene diferentes acciones a lo largo de la vida. Durante la pubertad es responsable del desarrollo de los órganos sexuales, es decir, de la apariencia típicamente masculina. Después de la pubertad la testosterona contribuye a mantener el metabolismo óseo, el vello corporal, la masa muscular, la adecuada distribución de la grasa corporal y la actividad sexual.

La producción de testosterona está controlada por órganos cerebrales como el hipotálamo y la hipófisis.

Hablé sobre el tema con Pablo Knoblovits, jefe de Andrología del Hospital Italiano. Me dijo que la deficiencia paulatina de testosterona puede acompañarse de signos corporales —él usó la palabra «síntomas»— y requerir tratamiento. ¿Cómo se manifiesta? Las señales más frecuentes son la falta de energía para hacer las actividades habituales, alteraciones del carácter, irritabilidad, disminución del deseo sexual y de la respuesta de erección, pérdida de fuerza muscular y acumulación de grasa en la zona abdominal. También pueden producirse fracturas óseas con más facilidad porque la falta de testosterona favorece la aparición de osteoporosis en los hombres. A diferencia de la menopausia, que se expresa de manera evidente —o, mejor dicho, por una ausencia notable, nuestra menstruación—, la sospecha de andropausia surge cuando en la consulta médica el hombre cuenta que le está pasando algo de lo que te comentaba ahora. Entonces, si frente a un interrogatorio médico y un examen físico se concluye que puede existir un déficit de testosterona, le pueden indicar que se haga un estudio de laboratorio para medir el nivel de esa hormona en sangre.

«Solo el adecuado criterio médico puede determinar si los síntomas referidos y los resultados de laboratorio obtenidos conforman el cuadro clínico de andropausia», me dijo Knoblovits.

Pero la falta de testosterona no se debe siempre a una cuestión de edad. Puede responder a otras causas y no simplemente al paso de los años. «El hipotálamo, la hipófisis y los testículos pueden tener fallas en su funcionamiento por motivos que el médico debe investigar», me aclaró. Después de descartar esas alteraciones, se hace el diagnóstico de andropausia.

¿Y cómo se trata? También para ellos hay un tratamiento de reemplazo hormonal, en este caso con testosterona. Existen diferentes formas de administrar esta hormona, me explicó:

1) Por vía oral: requiere la administración de dos a cuatro cápsulas por día.

2) Por inyecciones intramusculares: se aplican cada dos, tres o doce semanas. Se trata de preparados que actúan como depósito y liberan a lo largo de los días la testosterona inyectada.

3) A través de la piel: es un gel que se aplica diariamente sobre la piel de hombros o abdomen. La piel actúa como reservorio del gel y lo va liberando de forma constante a lo largo del día. Los niveles adecuados de testosterona se logran un mes después de comenzar la aplicación. «Este sistema de administración de testosterona es el que mejor simula lo que ocurre naturalmente, es decir, lo fisiológico», aclaró el médico. Y destacó que «está demostrado que el tratamiento de reemplazo con testosterona, cuando está correctamente indicado, revierte los síntomas de andropausia y mejora la calidad de vida del paciente».

Antes y durante el reemplazo de testosterona es necesario controlar el estado de la próstata. La testosterona no debe administrarse en pacientes que tengan síntomas de agrandamiento de la próstata o tumores prostáticos. El médico va a controlar, además, otros parámetros clínicos y de laboratorio que es necesario monitorear durante el tratamiento regular con esta hormona.

En síntesis, a ellos también les pasan cosas, pero los cambios corporales son paulatinos y no aparecen de forma abrupta como puede ocurrirnos a nosotras. Y eso marca una gran diferencia. Por otro lado, amiga, no creo que pese tanto el estigma sobre la andropausia como el que todavía sentimos, nosotras, que hay sobre la menopausia y el climaterio. De todas formas, no se trata de pensar quién lo pasa peor, sino de aceptar los cambios. Y, sobre todo, de conocerlos. Para evitar desencuentros y prepararnos para envejecer mejor.

Hay que aceptar que estar sano, en esta etapa, nos lleva mucho más tiempo. Está bien que inviertas ese tiempo en ti. Hay que tener en cuenta que si hacemos las cosas de forma adecuada vamos a tener, seguramente, más posibilidades de envejecer bien. Y para eso tenemos que hacer nuestros deberes. Te sugiero escribir esa hoja de ruta personal, que podemos escribir al mismo tiempo en forma individual y colectiva.

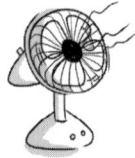

8
¿Qué le pasa a nuestro cerebro?

Hablemos también de los olvidos o la niebla mental que llegan con la menopausia. Juro que temí que podía estar empezando a desarrollar demencia o algún tipo de enfermedad neurodegenerativa cuando fui consciente de que no retenía nombres —nunca había sido mi fuerte, debo decir—, o no sabía si había tomado o no una vitamina, apenas un segundo después de haberla tomado. Nos enfrentamos, amiga, a un montón de estas escenas que ponen en jaque nuestra memoria.

La niebla mental de la menopausia es un grupo de signos que incluye: dificultad para recordar palabras y números, alteraciones en la vida diaria (extraviar elementos como llaves), dificultad para concentrarse (distracción, perder el hilo de pensamiento, tendencia a estar dispersa), dificultad para cambiar de actividad, olvidar el motivo de hacer algo y no recordar citas o eventos. Los estudios de investigación señalan que, de hecho, la memoria de las mujeres cambia en la menopausia, por lo que estas quejas son reales, no están en nuestra imaginación. La niebla mental es normal y común en la mediana edad.

Estas son las malas noticias.

Pero hay buenas.

Estos cambios tienden a ser temporales. Y, a menos que estés genéticamente predispuesta, desarrollar demencia en la mediana edad es extremadamente raro. La otra buena noticia es que hay pasos que se pueden seguir para mantener o mejorar la cognición y la salud en general.

Todo, amiga, otra vez, tiene que ver con la caída en la producción de estrógenos. Aunque lo más frecuente es considerarlo como una hormona sexual, el estrógeno también juega un papel crucial en el mantenimiento de nuestra salud cognitiva. Con receptores dispersos en todo el cerebro, el estrógeno influye en las regiones involucradas en la cognición, incluido el hipocampo y la corteza prefrontal. «Los investigadores de Mayo Clinic plantean la hipótesis de que la pérdida de estrógeno desactiva estos receptores y provoca cambios en el cerebro asociados con la menopausia», explica Brent Bauer, médico de la Clínica Mayo, de EE.UU., en un artículo muy interesante de su autoría titulado «Menopausia y niebla mental (y lo que puede hacer al respecto)», del 1 de febrero de 2023, que me recomendó Guido Dorman, médico neurólogo de la Clínica de la Memoria de INECO y docente adscrito a la cátedra de Neurología de la facultad de Medicina de la UBA.

Pero el cerebro es adaptable. Por ejemplo, una pérdida de estrógeno conduce temporalmente a un menor metabolismo de la glucosa en el cerebro, del cual dependen las células para obtener energía. Aun así, usa trifosfato de adenosina (ATP) como fuente alternativa de combustible. Durante estos períodos temporales de adaptación es cuando nosotras tenemos esos efectos secundarios, como los sofocos y problemas para dormir que llegan con el climaterio. Estos signos corporales, a su vez, nos cuenta Bauer, afectan nuestro cerebro por derecho propio, y provocan cambios de humor y problemas cognitivos. Está todo relacionado. Aunque la investigación continúa sobre los efectos de la terapia de reemplazo hormonal en la cognición de las mujeres menopáusicas, es importante tener en cuenta que ninguna asociación médica importante u organización profesional actualmente recomienda que las mujeres tomen TRH para la salud del cerebro, dice Bauer. Nos puede beneficiar o no en otros aspectos. Pero no hay una relación comprobada de que sea mejor para nuestra salud cognitiva.

¿Hay relación entre la menopausia y el alzhéimer? Esa es otra pregunta que me hice. La demencia tipo alzhéimer tiene una prevalencia del 7,1 % en mujeres y un 3,3 % en hombres de más de 55 años. Es decir, las mujeres tenemos el doble de riesgo de desarrollar este tipo de deterioro cognitivo respecto a los hombres. ¿La caída de estrógenos a partir de la menopausia tiene algo que ver? El médico neurólogo Guido Dorman me dijo que, después de la menopausia, cuando los niveles de estrógenos disminuyen significativamente, se ha observado que algunas mujeres experimentan cambios en la función cognitiva y un mayor riesgo de desarrollar enfermedades neurodegenerativas, como el alzhéimer. «Esto ha llevado a especulaciones sobre una posible relación entre la falta de estrógenos después de la menopausia y el aumento del riesgo de desarrollar alzhéimer. No obstante, es importante destacar que la relación exacta entre la menopausia y esta enfermedad aún no está completamente comprendida y sigue siendo objeto de investigación», aclaró.

Es decir, se requieren más estudios para determinar si la disminución de los niveles de estrógenos después de la menopausia es un factor de riesgo independiente para el desarrollo de la enfermedad de Alzheimer o si hay otros factores involucrados.

Me parece importante destacar que la menopausia por sí sola no tiene una relación directa con la posibilidad de que una mujer desarrolle alzhéimer o problemas cognitivos. Existen mujeres que pasan por la menopausia sin experimentar cambios significativos en la función cognitiva, y otras que desarrollan la enfermedad antes de llegar a la menopausia. La investigación sobre la relación entre la menopausia y el alzhéimer está en curso, y se necesitan más estudios para comprender mejor esta asociación. Si tienes preocupaciones sobre tu salud cerebral y el riesgo de enfermedad, es recomendable consultar a un o una especialista en la materia, quien va a poder brindarte, amiga, una evaluación individualizada y recomendaciones basadas en tu situación específica.

Sí hay acuerdo, me decía Dorman, en que es fundamental para esta etapa que nos centremos en mantener un estilo de vida saludable, que incluya una dieta equilibrada —recomendó puntualmente la llamada dieta mediterránea—, ejercicio regular, estimulación cognitiva y controles médicos adecuados.

Le pregunté también si la menopausia precoz y la TRH se asocian a la enfermedad de Alzheimer, como había leído. Me dijo que la menopausia precoz y el retraso en el inicio de la terapia de reemplazo hormonal se han asociado con un aumento de la enfermedad de Alzheimer en las mujeres. «Los investigadores encontraron niveles elevados de proteína Tau en el cerebro de las mujeres que iniciaron la TRH más de cinco años después del inicio de la menopausia, mientras que aquellas que comenzaron la terapia antes tenían niveles normales», me explicó. Los niveles de Tau también fueron más altos en mujeres cuya menopausia había comenzado antes de los 45 años, ya sea de forma natural o después de una cirugía, pero sólo en aquellas que ya tenían niveles altos de beta-amiloide.

La proteína Tau, junto con la proteína beta-amiloide, son dos proteínas que tienen mucha relación con la enfermedad de Alzheimer. Sus principales funciones son:

> - **Mantener** la estructura microtubular: Los microtúbulos son estructuras intracelulares, a través de las cuales se transmite información y se permite el movimiento de los axones de las neuronas.
>
> - **Participar** en la formación de nuevas neuronas (neurogénesis).
>
> - **Regular** las dinámicas de los microtúbulos.
>
> - **Proteger** contra la degeneración neuronal y la muerte celular.

En resumen, la proteína Tau contribuye al correcto funcionamiento de las neuronas y el cerebro.

¿Pero qué relación tiene esta proteína con el alzhéimer?

Antes de que se empiecen a mostrar síntomas evidentes, ocurren dos eventos en el cerebro que pueden confirmar el diagnóstico de la enfermedad: la acumulación de placas de beta-amiloide y la formación de ovillos neurofibrilares —que son conglomerados anormales— de proteína Tau.

Debido a esta formación de ovillos, la estructura de los microtúbulos se desestabiliza, ya que la Tau deja de cumplir su función como parte de estas estructuras. Esto causa un mal funcionamiento de las redes neuronales, llevando a la degeneración de las neuronas, o incluso a su muerte, junto con la de otras células del sistema nervioso. Lo que debes entender es que las neuronas dejan de funcionar, pierden conexiones con otras neuronas y mueren.

9 claves para mejorar la salud cognitiva

Es importante, me decía Dorman, adoptar un enfoque múltiple para reducir el riesgo de problemas cognitivos, como la demencia. Aquí hay varias acciones para incorporar. En el artículo de la Clínica Mayo —que me recomendó— se enumeran una serie de consejos que comparto. Toma nota:

1. La salud del corazón es la salud del cerebro.

Todo lo que beneficia al corazón beneficia al cerebro. Trabaja con un profesional de la salud para tratar el colesterol alto y mantener la diabetes bajo control. Es importante mantener la presión arterial en un nivel sano de 120/80 mmHg o menos.

2. Estimula el cerebro con actividad física regular.

Un estudio sueco del 2018 publicado en *Neurology Today* reveló que las mujeres que estaban en buen estado físico en la mediana edad fueron casi un 90 por ciento menos propensas a sufrir demencia décadas después, en comparación con mujeres más sedentarias. En un periodo de 44 años, el 5 por ciento de las mujeres con muy buen acondicionamiento físico sufrieron demencia, comparado con el 25 por ciento de las mujeres con acondicionamiento físico moderado y el 32 por ciento de las mujeres con acondicionamiento físico pobre. No es necesario correr una maratón. Unos 150 minutos semanales de ejercicio aeróbico de intensidad moderada son

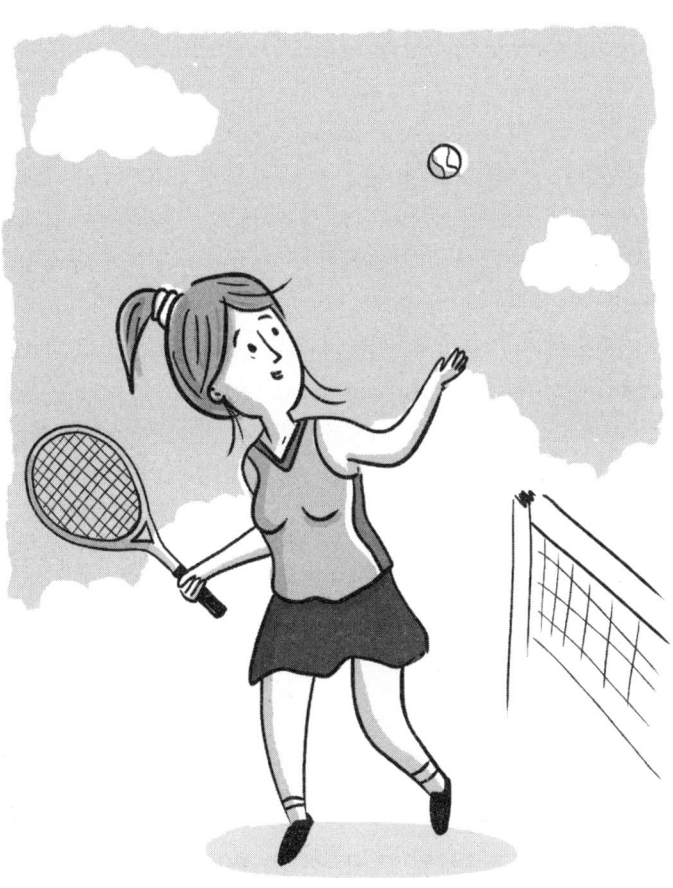

lo óptimo y pueden ayudar con otros aspectos de la salud, como el sueño. Además, también se ha demostrado que el ejercicio protege contra síntomas de la menopausia, como los sofocones.

3. Practica la relajación.

Actividades como la meditación o el yoga pueden ayudar a aliviar el estrés.

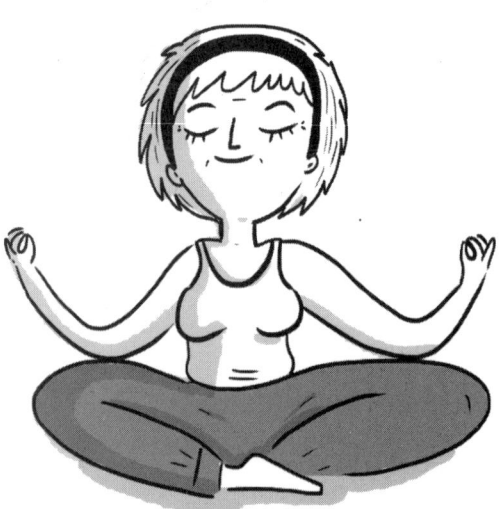

4. Duerme lo suficiente.

Aunque la cantidad de tiempo necesario para recargar las baterías varía según la persona, dormir de 6 a 8 horas por noche es una buena regla general.

5. Atención al IMC.

Un índice de masa corporal (IMC) de 18,5 a 25 se considera saludable.

6. Céntrate en la nutrición.

Las investigaciones indican que una dieta saludable en general que incluya el ácido graso omega-3 DHA tiene un impacto positivo en la función cerebral y desempeña un papel esencial en la cognición. La llamada dieta mediterránea es un estilo de alimentación que enfatiza los alimentos saludables de origen vegetal e incorpora omega-3 en forma de pescado graso. Encuentras omega-3 en pescados y mariscos (en especial, en pescados grasos de agua fría, como el salmón, la caballa, el atún, los arenques y las sardinas); nueces y semillas (de linaza, de chía y nueces negras); y en aceites de plantas (de linaza, de soja, de oliva y de canola). También se recomienda una dieta rica en frutas y verduras. Lamentablemente, son todos productos muy caros en Argentina. Y se convierten en un lujo imposible para muchos hogares. De todas formas, te dejo la información.

7. Adiós cigarrillo.

Evita los cigarrillos y el consumo excesivo de alcohol.

8. Mantén activo tu calendario social.

Ser socialmente activa se asocia con tasas reducidas de discapacidad, mortalidad y riesgo de depresión. También podría apoyar la salud del cerebro y retrasar la aparición de la demencia.

9. Ejercita el cerebro.

Leer o aprender un nuevo idioma o habilidad puede aumentar la capacidad de tu cerebro para lidiar con el deterioro cognitivo.

En mi caso, de vez en cuando retomo las clases de inglés —que me cuestan y bastante— y tengo entre mis pendientes aprender a bailar salsa y tango. Soy muy torpe y malísima para la coordinación fina al ritmo de la música, así que creo que puede ser un muy buen ejercicio para mi cerebro y, a la vez, una actividad divertida y superestimulante. ¿A qué te engancharías tú?

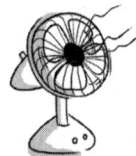

¿Cómo es posible que un hombre pueda tener una erección durante 19 horas, pero nosotras no podamos evitar los sofocos?

Whoopi Goldberg, actriz

9
Chip sexual: ¿sí o no?

Cuando sentí que mi libido empezaba a desvanecerse, lo primero que pensé fue en averiguar sobre el llamado «chip sexual». Hacía varios años que veía que lo promocionaban mujeres famosas en sus redes sociales o daban su testimonio en la tele o en artículos periodísticos, y siempre lo describían como la gran panacea para mejorar nuestra calidad de vida cuando nos abandonan abruptamente los estrógenos al llegar a la menopausia. Leí y escuché a estas famosas destacar sus beneficios: además de que te levanta el deseo sexual, aumenta la energía, mejora el cabello, la memoria, la sequedad de la piel y hasta el ánimo. En algunos portales de noticias lo describen como una opción «que rejuvenece y adelgaza».

Cuando algún producto se asocia a tantos beneficios, amiga, hay que entrar en modo sospecha. Entonces, me puse a investigar. En primer lugar, aprendí que se trata de un implante de testosterona y que es una preparación magistral, es decir, se hace en una farmacia con una receta médica, pero, atención, no sigue los procesos de producción de un medicamento y sus controles de bioseguridad. Al presentarse la hormona en polvo, se la compacta en la forma y tamaño de un grano de arroz. El implante se coloca bajo la piel, en la región glútea. Se trata de testosterona bioidéntica —es decir, sintética, pero igual a la que producimos los seres humanos— y se va liberando lentamente a lo largo de entre tres y seis meses. En mayo de 2023, un médico al que consulté cobraba alrededor de 70 mil pesos el chip y su colocación. Algunos los cobraban directamente en dólares estadounidenses.

Lo primero que me llamó la atención es que lo ofrecen esteticistas y cirujanos plásticos, entre otros profesionales médicos, además de ginecólogos o andrólogos.

Sin duda, denominarlo «chip sexual» es buen marketing.

A la primera que le pregunté sobre el tema fue a mi ginecóloga.

—Ni se te ocurra usar el chip sexual —me dijo, enfática.

—¿Por qué no? —quise saber.

—Porque te da niveles suprafisiológicos de testosterona, es decir, mayores que los que produce el organismo, y puedes sufrir un tromboembolismo o un accidente cerebrovascular. Te ponen un pellet con dosis para hombres porque para mujeres no hay. La testosterona hay que usarla en gel o crema, pero no como un chip —me advirtió, sin dejarme dudas.

Pero… si no es un tratamiento seguro, ¿cómo se está difundiendo tan ligeramente en medios de comunicación y redes sociales? Mi ginecóloga también me aclaró que no está aprobado por la Administración Nacional de Medicamentos, Alimentos y Tecnología Médica (ANMAT), el organismo del Estado encargado de autorizar esos tres ítems en el país. «El chip es un negocio peligroso para la salud», resumió.

En este recorrido, escuché a algunas mujeres que se lo habían colocado y que estaban contentas. Una se lo iba a poner por tercera vez.

«Mi madre tuvo una menopausia tremenda, muy muy fea, con sofocos muy intensos, y recuerdo que se quejaba mucho y lo pasó muy mal. Si bien todavía no he tenido síntomas, como ya pasé los 50 mi médico me sugirió que me pusiera el chip sexual. Y la verdad es que los beneficios para mí han sido espectaculares. Lo que más destaco es tener mayor vitalidad. Tengo más energía para hacer todo lo que quiero. Me siento como de 25», me dijo Verónica, una arquitecta de 53 años. También me contó que le «activa» la libido, y que, aunque ella tiene una vida sexual «prácticamente nula», porque no está en pareja ni le interesa estarlo, ese subidón del deseo sexual no la afecta. «He tenido insomnio desde que tengo uso de razón y con el chip empecé a dormir mejor. Eventualmente tengo noches malas, como todos, por la ansiedad, los problemas cotidianos de la vida, el trabajo, pero en general estoy durmiendo muy bien».

Después de escuchar a Verónica, me quedé pensando acerca de la exigencia de sentirse de 25 años a los 53. Otra vez ese mandato contra el envejecimiento y los ritmos que nos imponen los años. Es difícil no caer en la trampa. Todas —o casi todas—, amiga, queremos tener la piel tersa o el cabello fuerte y sedoso como a los 20, pero, no nos olvidemos, tenemos ¡tres décadas más! Es inevitable el paso del tiempo, con todo lo que nos trae. No podemos ir contra la propia esencia de la vida humana: no nos olvidemos de que desde que nacemos empezamos a envejecer.

En mi búsqueda de información escuché más voces. Los que están a favor del uso del pellet o implante de testosterona sostienen que no sirve solo para aumentar la libido, sino para mejorar el sueño, el humor, la memoria, y las capacidades cognitivas, y que, además, favorece el desarrollo muscular, otorga sensación de bienestar, e incrementa la energía, entre otras bondades. Aseguran, también, que no trae complicaciones en la salud, aunque lo cierto es que no hay investigaciones serias, a largo plazo, publicadas en revistas prestigiosas de medicina que lo avalen.

Quienes están en contra apuntan lo que me dijo mi ginecóloga: que no está aprobado, que la dosis del pellet es la indicada para hombres —y no para mujeres—, lo que significa que puedes recibir una cantidad de testosterona superior a la que podrías necesitar y el implante no se puede extraer una vez colocado; que las hormonas bioidénticas pueden estar contaminadas porque no hay ningún control sobre la fabricación del pellet, y subrayan que no hay pruebas suficientes para afirmar que mejora todo lo que te enumeré antes. Lo único demostrado —y en esto coinciden unos y otras— es que aumenta la libido sexual.

Pero alertan que en niveles suprafisiológicos podría estar vinculado al aumento de hipertensión y problemas cardiovasculares, entre otras consecuencias negativas. Tienes que saber, amiga, que ninguna sociedad científica en el país ni en el resto del mundo avala su uso.

El tema se debatió en el 14.º Congreso Internacional de Controversias en Obstetricia y Ginecología, que se celebró entre el 24 y el 25 de agosto de 2023 en la Academia Nacional de Medicina, en la ciudad de Buenos Aires. Fui especialmente para escuchar qué se decía al respecto en el simposio «Presente y futuro de la testosterona en la mujer, impacto en la calidad de vida». El médico que defendió el uso del «chip sexual» —un uroginecólogo que hace medicina estética y suele ser una de las fuentes que aparecen en las notas periodísticas que leí sobre el chip— llegó a decir que «hay que replantearse la medicina basada en la evidencia científica». Lo afirmó para sostener su postura, dado que, como te comenté, no hay estudios clínicos a largo plazo, con placebo y doble ciego, que den cuenta de que sirve para mejorar tantas cosas como afirman sus defensores. Esa frase le quitó seriedad a su exposición: ¿cómo vamos a dejar de lado la evidencia científica para determinar qué sirve y qué no en la medicina?

A su turno, lo defenestró con amplios fundamentos una especialista en endocrinología ginecológica, jefa de la Sección de Endocrinología Ginecológica y Climaterio del Hospital de Clínicas.

Entre otros, mencionó la «Declaración de posición de consenso global sobre el uso de la terapia con testosterona en mujeres», publicada de forma simultánea en 2019 en las revistas *Climacteric, Maturitas, Journal of Sexual Medicine* y *Journal of Clinical Endocrinology and Metabolism*, respaldada por la Sociedad Internacional de Menopausia, la Sociedad Endocrina, la Sociedad Europea de Menopausia y Andropausia, la Sociedad Internacional de Medicina Sexual, la Sociedad Internacional para el Estudio de la Salud Sexual de la Mujer, la Sociedad Norteamericana de Menopausia, la Federación Latinoamericana de Sociedades de Climaterio y Menopausia, The Royal College of Obstetricians and Gynecologists, The International Society of Endocrinology, The Endocrine Society of Australia y The Royal Australian and New Zealand College of Obstetricians and Gynecologists. La única indicación basada en evidencia científica para mujeres es el trastorno del deseo sexual hipoactivo que genera distrés, es decir, cuando sentimos que no podemos hacerle frente y nos desborda y afecta esa situación.

El documento, firmado por numerosas entidades médicas de distintas partes del mundo, es bien claro: «No hay datos suficientes sobre el uso de testosterona para cualquier otro síntoma/afección o para la prevención de enfermedades», advierte.

De acuerdo con la evidencia científica, la mejor testosterona disponible es la transdérmica y debe ser usada solo cuando se diagnostica una caída del deseo sexual.

En un artículo publicado en diciembre de 2021, en el volumen 86 de la *Revista chilena de obstetricia y ginecología* bajo el título «Implante de testosterona para la mujer, evaluación de seguridad y efectividad en esta vía de administración», Margot A. Acuña-San Martín y René P. Gallardo-González, del Departamento de Obstetricia y Ginecología de la facultad de Medicina de la Universidad de La Frontera, hicieron una revisión bibliográfica de los estudios que abordan el tema en las principales bases de datos médicos, que son: PubMed/Medline, Trip Database, Cochrane, SciELO, Scopus, UpToDate, Ovid, ProQuest, Science Direct y ResearchGate. Concluyeron que «los trabajos que evalúan los pellets de testosterona tienen sesgos metodológicos importantes. (...) Si bien son útiles para mejorar la función sexual femenina, producen concentraciones plasmáticas suprafisiológicas de testosterona, por lo que no se puede establecer su seguridad a largo plazo. Tampoco hay datos suficientes que avalen su uso para mejorar el rendimiento cognitivo y el bienestar general, y tampoco para el tratamiento de enfermedades cardiovasculares o para la prevención de enfermedad ósea», sostiene el artículo.

También leí la «Posición de la Sociedad Argentina de Endocrinología y Metabolismo sobre hormonas bioidénticas de esteroides sexuales (chip sexual)» para la comunidad no médica. Entre otras definiciones, dice:

«En los últimos años se observó un aumento en el uso del renombrado chip sexual (estimulado por un gran apoyo publicitario con figuras conocidas), el cual está mal indicado ya que se utiliza en pacientes sin déficit hormonal con la finalidad de mejorar el vigor sexual, el deseo o como tratamiento antienvejecimiento. Este mal uso de los tratamientos pone en riesgo al paciente, ya que recibe un tratamiento innecesario, que produce un aumento de los valores hormonales por encima de lo normal y, de esta forma, aumenta el riesgo de sufrir consecuencias que habitualmente son minimizadas o no mencionadas por la persona responsable de la colocación de este dispositivo».

La Sociedad Argentina de Endocrinología y Metabolismo también advierte que se promocionan como «hormonas naturales», pero son fabricadas en un laboratorio sin las medidas de control correspondientes. Y señala que «dada la amplia disponibilidad de hormonas aprobadas, producidas en instalaciones controladas y con una alta calidad de seguridad y eficacia, no hay justificación para la prescripción de hormonas bioidénticas "personalizadas" o "naturales" que pueden ser potencialmente dañinas por su mal uso».

La testosterona, amiga, sirve para levantar el deseo sexual: eso sí está probado científicamente, aunque puede ocurrir que no a todas las personas les funcione. Yo la probé, por indicación médica, y me hizo efecto. Lo recomendado es aplicarla en gel o crema, siempre que sean fabricadas por laboratorios médicos autorizados por la ANMAT. En Argentina, tienes que saber que por el momento no hay productos con dosis para mujeres, pero se suelen usar los productos para hombres ajustando la dosis. Además, no solo son más económicos, sino que se pueden comprar con descuentos aplicados por las obras sociales y seguros. Por supuesto, el uso y las dosis apropiadas deben ser recetados por profesionales médicos. Que no nos vendan la moto.

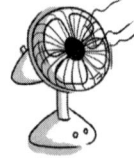

Hubo un sentimiento de «Dios mío, ¿esto me hace menos deseable?». En mi industria, da miedo. Me sentí sola porque no tenía a quien recurrir. Cuando llegas al otro lado, sientes tu yo más auténtico y te das cuenta de que ser mujer y el sexo no han terminado.

Naomi Watts, actriz.

10
Menopausia y trabajo: ¿avance o nuevo estigma?

Casi 1 de cada 4 mujeres mayores de 50 años en el Reino Unido asegura haberse planteado dejar su trabajo debido a la menopausia —lo cual representa cerca de un millón de empleos—, mientras que unas 900 mil lo han dejado definitivamente. Los sofocos, la falta de concentración y el cansancio han sido algunos de los problemas que alegaron las afectadas, según leí en varios artículos periodísticos. En Argentina no hay estudios de estas características.

En Reino Unido, esas cifras fueron una llamada de atención al dejar en evidencia un impacto significativo del climaterio y sus posibles consecuencias en la economía británica. El tema entró en la discusión política, y grandes empresas como HSBC o Unilever decidieron tomar medidas para tratar de evitar esa fuga de trabajadoras cualificadas y con sólidas trayectorias profesionales. Es decir, en el Reino Unido empezaron a sacar la menopausia del armario desde el ámbito laboral.

El movimiento surgió hace pocos años, antes de la pandemia de covid-19. Un grupo de parlamentarias británicas de distinto partido político se unió para pedir una normativa que protegiera en el lugar de trabajo a las mujeres que están pasando por este periodo «La menopausia es el último tabú porque todavía la ocultamos y solo afecta a las mujeres y a las mayores. Es una discriminación por sexo y por edad, todo en uno», así fundamentó la propuesta la conservadora Rachel Maclean, la primera en hablar al respecto en la Cámara de los Comunes en el verano de 2018. Desde entonces hizo campaña para normalizar los efectos de este ciclo.

Maclean se alió con legisladoras de otros partidos para exigir que la menopausia se regule en las empresas y las organizaciones como sucede con la maternidad. «Sería inimaginable una empresa en la que las trabajadoras embarazadas no tuvieran ciertos derechos, y debería ser exactamente igual para las mujeres en la menopausia», explicó la laborista Carolyn Harris en declaraciones recogidas por el diario inglés *The Guardian*.

Desde la comisión de Mujeres e Igualdad de la Cámara de los Comunes promovieron, en 2021, una investigación sobre el tema y convocaron múltiples audiencias con especialistas. En julio de 2022 presentaron los resultados del estudio y en ese marco reclamaron una ley para proteger a las mujeres menopáusicas en el ámbito laboral. Concretamente pidieron que la menopausia se convirtiera en una característica protegida, junto con la raza y la religión, bajo la Ley de Igualdad. La propuesta fue rechazada a principios de 2023 por el Gobierno británico porque —alegó— «pueden discriminar a los hombres» con enfermedades crónicas. De todas formas, se aceptaron, en principio, algunas de las recomendaciones. Entre otros pedidos, la comisión interpartidaria reclamó que en el sector privado se incluyeran programas de capacitación y sensibilización sobre la menopausia y los cambios que puede generar; y que, además, las empresas incorporen, por ejemplo, ventiladores de escritorio, uniformes más frescos y horarios flexibles para quienes los necesiten. También, como te comenté antes, que se agregue como contenido de educación sexual en institutos y que sea incorporado en los currículos de las carreras universitarias de medicina.

Como resultado del debate público, más de medio centenar de compañías británicas renovaron su marca como «defensoras de la menopausia», a través de una acreditación de capacitación profesional que brinda una firma privada especializada en el tema; se llama Henpicked: Menopause in the Workplace. «Hemos conseguido hacer ver a las compañías que tienen la responsabilidad de mantener el bienestar de sus empleados a través de la inclusión y la diversidad. Muchas de ellas han hecho cambios significativos», contó Deborah Garlick, la fundadora de Henpicked, en junio de 2023 en una entrevista con *El Periódico de Catalunya*. Garlick detalló que uno de los servicios que ofrecen es el desarrollo de un plan para cada compañía que, en muchos casos, incluye la creación de una guía sobre la menopausia que compromete a todos los trabajadores a través de cursos especializados.

En la página web de esta consultora hay testimonios de referentes de distintas empresas que obtuvieron esa certificación y cuentan el proceso. Una de ellas, Julie Cridland, líder de experiencia de los empleados en Aster Group, proveedor inglés de vivienda social, explica que, en realidad, el tema surgió cuando iniciaron en 2018 un programa para mejorar la salud mental del personal. Y en ese marco apareció, como problema entre mujeres cercanas a los 50 años, la cuestión de la menopausia.

«A medida que comenzamos a hablar más sobre la salud mental, las compañeras comenzaron a referirse al impacto de la menopausia en esta y pidieron apoyo. En lugar de ocultar la menopausia dentro de nuestro trabajo de salud mental, decidimos ponerla en el mapa en Aster Group como una iniciativa de bienestar independiente», contó Cridland. Así convocaron grupos para hablar del tema y, entre las asistentes, identificaron a «campeonas de la menopausia», algo así como líderes que llevarían la conversación a otros ámbitos de la compañía. A continuación, colocaron «paquetes de emergencia» en todos los baños de sus oficinas. Estos incluían apósitos, toallitas refrescantes, algunos paquetes de ropa interior de emergencia de "talla única" y desodorante corporal. También añadieron ventiladores USB a la lista de papelería como elemento estándar, que fueron muy bienvenidos.

En 2019, agregaron la orientación sobre la menopausia en el trabajo como un apéndice de su marco de bienestar. Decidieron usar sesiones de capacitación y concienciación para hablar del tema y explicaron por qué la menopausia era un problema en el lugar de trabajo, qué era la menopausia y dónde obtener apoyo. La capacitación se tradujo más tarde en un vídeo *e-Learning* y estuvo disponible bajo demanda. «Elegimos no hacer obligatorio el entrenamiento para líderes. Esto se debió en gran parte a que, por lo general, se accedía a la capacitación cuando el tema de la menopausia surgía de forma individual y un gerente necesitaba apoyo para tener la conversación adecuada. Sin embargo, la información general estuvo disponible desde el principio en nuestra intranet», detalló. También hicieron sesiones solo para mujeres llamadas «The Hot Topic».

Decidieron, a su vez, sumar a los hombres a la conversación. Por comentarios les había llegado que algunos se sentían incómodos al hacer preguntas con la preocupación de decir algo incorrecto. «Así que pusimos a prueba una sesión solo para hombres llamada "Pausa para hombres". Los que vinieron nos contaron lo valioso que fue y cuánto aprendieron», destacó.

Todo este proceso, aclaró, se vio truncado por el surgimiento de la pandemia de covid-19, que cambió el eje de la conversación, pero lo retomaron a finales de 2020. Luego lanzaron «The Sofa Sessions», una actualización digital mensual como una forma de reunir de una manera informal al personal interesado en hablar sobre la menopausia. En ese ámbito, especialistas en menopausia compartían información y recursos sobre una variedad de temas, desde terapias naturales hasta salud pélvica. Encargaron, además, algunos seminarios web sobre nutrición y ejercicios físicos y sobre los mitos de la terapia de reemplazo hormonal, entre otras iniciativas. Para evaluar el impacto de esta política de recursos humanos, hicieron una encuesta: hace tres años, el 43 por ciento se habría sentido incapaz de hablar con su líder sobre la menopausia. En 2023 esa cifra se había reducido al 4 por ciento.

«Los comentarios también indicaron que necesitamos educar a los líderes, en particular a los nuevos en el negocio y a los que recientemente ascendieron a roles de liderazgo. Por lo tanto, hemos invertido en un nuevo método de aprendizaje electrónico y capacitaremos a tres compañeros para que brinden sesiones de concienciación sobre la menopausia en el futuro», contó.

Los comentarios de la encuesta demostraron que incluir a los miembros de la familia era importante, tanto para que se enteraran y pudieran acompañar mejor el proceso como para que otras mujeres del entorno que estuvieran atravesando el climaterio también se beneficiaran con el acceso a información de calidad. En los últimos meses, precisó, añadieron «enfermedades» relacionadas con la menopausia a su informe de ausentismo. «Queremos usar estos datos como una forma de rastrear el cambio cultural. Si armamos con éxito a los líderes con la información correcta y si el entorno está preparado para hablar abiertamente sobre la menopausia, deberíamos comenzar a ver alguna ausencia relacionada con ella en lugar de que se pierda en otras categorías sintomáticas», explicó.

También, en octubre de 2022, el ministro de Salud de Irlanda, Stephen Donnelly, lanzó una campaña gubernamental de sensibilización sobre la menopausia: «Es una respuesta directa a la demanda de las mujeres irlandesas de un mayor conocimiento y comprensión de la menopausia, así como un mejor acceso a información y apoyos precisos para que puedan gestionar su experiencia de manera proactiva». La campaña incluye un anuncio de 30 segundos en las radios de alcance nacional y local, anuncios impresos en periódicos y revistas nacionales, publicidad exterior en pantallas digitales y paradas de autobús en todo el país, junto con anuncios en medios digitales y sociales. Además, el Departamento de Salud desarrolló una página web para obtener información sobre la menopausia y sus signos corporales que contiene «consejos sobre la gestión proactiva, cómo ayudar a alguien que atraviesa la menopausia y enlaces a la experiencia clínica adecuada». Es decir, el Estado tomó el tema y está desarrollando políticas públicas concretas para la población que atraviesa esta etapa.

El tema, a su vez, empezó a ser agenda en la política en Estados Unidos, donde el alcalde de la ciudad de Nueva York, Eric Adams, se comprometió a principios de 2023 a «cambiar el estigma en torno a la menopausia en esta ciudad» y, de forma incipiente, filiales de empresas británicas empezaron a tomar decisiones en el mismo sentido.

Al leer sobre estas iniciativas, al principio, pensé que significaban interesantes avances, pero pronto, amiga, me asaltaron ciertas dudas: si el tema se aborda para resolver un supuesto problema de productividad o de inserción laboral para las mujeres de nuestra edad, ¿es realmente un progreso en la protección de los derechos de las mujeres y otras personas que dejan de menstruar o un riesgo de cargar con otro estigma?

No soy la única con dudas: la directora médica de la Sociedad Norteamericana de Menopausia, Stephanie Faubion, piensa que sería mejor ir despacio, incorporando la asistencia y el asesoramiento entre los recursos existentes en el lugar de trabajo antes que crear algo completamente novedoso como una habitación fresca como quieren incorporar algunas empresas. «Lo último que necesitamos es otra razón para la discriminación en el lugar de trabajo contra las mujeres y perjudicarlas de alguna manera diciéndoles que tienen algo malo que requiere adaptaciones», le dijo a *The New York Times*.

La discusión, por ahora, está lejos de llegar a Argentina, donde la precariedad laboral y la feminización de la pobreza imponen otras prioridades. No obstante, creo que debería abrirse la conversación sobre la necesidad de que haya políticas públicas. El punto es si esas políticas públicas se desarrollan desde el Ministerio de Salud o a través de la cartera de Trabajo.

Si el paradigma desde donde se abordara fuera el laboral, y no un enfoque integral de derechos, podría generar más estigma sobre quienes atraviesan esa etapa, con el riesgo de que se convierta en una nueva causa de discriminación por razones de género en el trabajo, como ha sido históricamente nuestra capacidad de gestar. A las mujeres jóvenes les siguen preguntando si tienen hijos o piensan tenerlos y cómo se las van a arreglar para conciliar crianza y trabajo, indagaciones que no suelen hacerles a candidatos hombres.

Hablé del tema con Verónica Giordano, socióloga e investigadora del Conicet. Para ella el abordaje en el Reino Unido refleja un acercamiento «neoliberal» al asunto porque se pone el énfasis «en la fuerza de trabajo y cómo mejorar las condiciones para que las mujeres con menopausia permanezcan en el mercado laboral, pero no miran el tema de la sexualidad, el placer, la cobertura de salud, entre otros ejes». Giordano lleva adelante un proyecto de investigación —«Visibilización de la menopausia en dispositivos y políticas sobre menstruación»— desde la facultad de Ciencias Sociales de la UBA junto a otras investigadoras de la carrera de Antropología y de

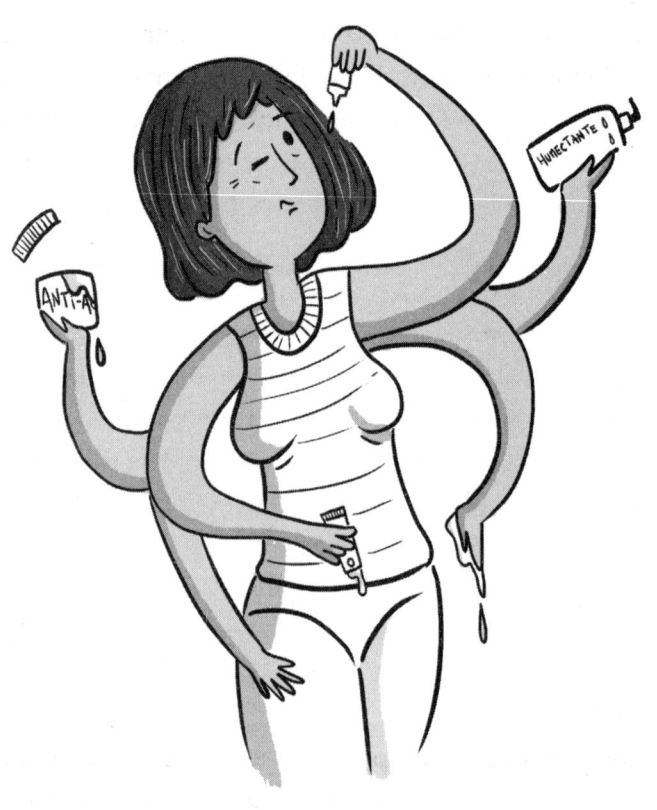

Sociología y en articulación con la ONG Ecofeminita. «El problema que identificamos es la invisibilización de la menopausia como fenómeno vinculado a la menstruación, lo que conlleva la ausencia de políticas públicas que aborden de manera integral las necesidades de quienes lo atraviesan, generando así un factor adicional de desigualdad», dijo. No cree que deba ser el ámbito del trabajo desde donde «visibilizarla». Buena parte del tránsito hacia la menopausia ocurre en la fase en la que las personas menstrúan, sostienen en su investigación. Sin embargo, esto sigue siendo un tabú y su invisibilización redunda en desinformación. «Además, la gestión menstrual representa un alto coste económico, por lo que es un factor de desigualdad. Y también lo es la menopausia por razones similares. Partiendo de que es necesario que se hable de menopausia cuando se habla de menstruación desde una perspectiva inclusiva, el objetivo es sensibilizar y producir materiales e insumos para política pública para un abordaje integral de los ciclos vitales que considere la menopausia como un aspecto que debe ser contemplado en relación a la menstruación», argumenta en línea con lo que venimos conversando en este libro.

También le consulté sobre la experiencia en Gran Bretaña a Yamile Socolovsky, secretaria de Género y Diversidad de la central sindical CTA de los Trabajadores. Mientras se establezcan garantías antidiscriminatorias y para preservar los derechos laborales, el reconocimiento del modo en que la menopausia puede afectar a las mujeres es importante y sirve a una perspectiva de salud integral, plantea. «En general, la preocupación por el hecho de que establecer formas de reconocimiento de condiciones diferenciales pudiera representar una desventaja en el mercado de trabajo no carece de asidero en la realidad, por eso se necesitan regulaciones y políticas para evitar la discriminación. Pero negar las dificultades cuando existen es lo que nos pone en situación de vulnerabilidad, porque obliga a quienes las padecen a ocultarlas, disimularlas, y resolverlas por cuenta propia», reflexiona.

Climaterio proviene del griego «*climater*», que significa "peldaños" o "escalones" y —como ya vimos— hace referencia al periodo de transición desde la etapa reproductiva hasta la no reproductiva. Aunque no tenemos por qué naturalizar el dolor que nos pueden causar ciertos duelos o las molestias, a veces, agudas y asociadas a los cambios corporales que podemos experimentar, la menopausia, amiga, no tiene que verse como un problema o un impedimento en el desarrollo personal o laboral, sino como otro escalón en nuestra vida.

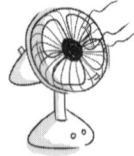

Hay que admitir libremente que esto está pasando. Para que no sintamos que nos estamos volviendo locas ni estamos solas en cualquiera de los síntomas que tenemos. (...) La menopausia debe ser tratada como el rito de paso que es. Si no se celebra, al menos se acepta, se reconoce y se honra.

GILLIAN ANDERSON, actriz

11
La M no binaria

Encontrar información apropiada sobre el climaterio en una consulta ginecológica puede resultarnos un camino plagado de obstáculos; a veces, un callejón oscuro y sinuoso. Si eso nos pasa a mujeres cisgénero —aquellas que fuimos designadas al nacer con sexo femenino y nos identificamos como mujeres—, el grupo poblacional más grande que experimenta la menopausia, imagínate el escenario que pueden enfrentar personas no binarias y hombres trans. Porque, amiga, la menopausia la pueden experimentar personas que en la actualidad no se identifican como mujeres, pero que nacieron con útero y ovarios. Ellas seguramente encuentran otras barreras para acceder a una atención apropiada. Por empezar, hay pocos datos sobre el climaterio en personas transgénero o no binarias. No es un universo que haya sido estudiado. Tal vez, porque se trata todavía de poblaciones jóvenes y entonces un porcentaje bajo de ellos ha alcanzado ya la menopausia.

¿Cómo es la experiencia del climaterio no binaria? ¿Qué pasa en sus cuerpos con la interacción de las hormonas que reciben externamente y las endógenas, es decir, las que producen?

Le pregunté a varios hombres trans mayores de 50 años, pero ninguno de ellos me transmitió que hubiera identificado vivencias típicas asociadas a la menopausia. Las terapias con testosterona anulan la función ovárica. En algunos casos, pueden haber optado, además, por extirparse los ovarios. De modo que quienes optaron por hormonarse no experimentan la menopausia: dejaron de menstruar mucho tiempo antes de rondar los 50 años.

«Alguien señalado como mujer al nacer que está en transición podría entrar en una segunda pubertad (por tomar testosterona suplementaria) al mismo tiempo que entra en la menopausia (por la reducción del estrógeno). Otros desafíos se producen cuando una persona está considerando la transición y entrando en la menopausia relacionada con la edad, simultáneamente, o experimentando la menopausia debido a la pérdida de la función ovárica o la extirpación de los ovarios», plantea la psicoterapeuta inglesa especializada en población LGBTIQ+ Tania Glyde en su blog *Queer Menopause*. Glyde brindó su testimonio ante el Parlamento del Reino Unido en 2021 cuando se debatió sobre la menopausia en el lugar de trabajo y planteó la necesidad de que se contemplen las experiencias de las personas trans y no binarias en las políticas públicas, con lenguaje más neutral cuando corresponda, y advirtió sobre la falta de preparación de médicos ingleses para atender a esa población.

En Argentina tenemos una Ley de Identidad de Género modelo, sancionada en 2012, la primera del mundo en eliminar requisitos como el diagnóstico médico, las operaciones de cambio de sexo o la prueba judicial para acceder al DNI con los datos rectificados. Esta norma no sólo garantiza la rectificación registral del sexo y el cambio de nombre en todos los instrumentos que acreditan su identidad, sino también el acceso a una salud integral, tratamientos hormonales e intervenciones quirúrgicas parciales o totales sin requerir autorización judicial o administrativa. En los últimos años, la oferta de consultorios especializados en población trans creció significativamente en el país: la Mesa Federal de Gestión de Políticas de Género y Diversidad en Salud Pública registraba 318 equipos médicos que prestaban estos servicios en hospitales y centros de salud pública, en el último trimestre de 2022, la última actualización de la información disponible.

En los primeros once años de vigencia de la normativa, 5.882 hombres trans hicieron el cambio de DNI, de los cuales solo el 5,27 por ciento tenía 40 años o más, de acuerdo con las estadísticas de la Dirección Nacional de Población difundidas en mayo de 2023. A partir del decreto presidencial n.º 476, del 21 de julio del 2021, Argentina se convirtió también en el primer país de la región en reconocer identidades por fuera del sistema binario masculino y femenino. Hasta abril de 2023, 1.044 personas habían tramitado un DNI no binario: de ellas, solo el 11,4 por ciento tenía 40 años o más. Es cierto que puede haber hombres trans y personas no binarias que no hayan hecho los cambios en el registro. Pero, de todos modos, son minorías en relación a la población general.

Hablé del tema con la médica Cecilia Calvar, jefa del Servicio de Endocrinología del Hospital Fernández, de la ciudad de Buenos Aires; de su área depende el consultorio de Diversidad. Me contó que el porcentaje de hombres trans mayores de 50 años que atienden es «bajito»: ronda el 2 % de los consultantes. Son tanto hombres trans que se estaban hormonando ya antes de llegar a la menopausia como personas que fueron a consultar cerca de los 50 años para empezar a transicionar y recibir hormonación.

Me explicó que, cuando empiezan a recibir un tratamiento hormonal para transicionar hacia su identidad autopercibida masculina, antes de la menopausia, experimentan la pérdida del sangrado vaginal, lo que las mujeres cisgénero nombramos como menstruación, dentro de los primeros seis meses. Es un cambio muy deseado para ellos, dado que se percibe como una potente marca identitaria de

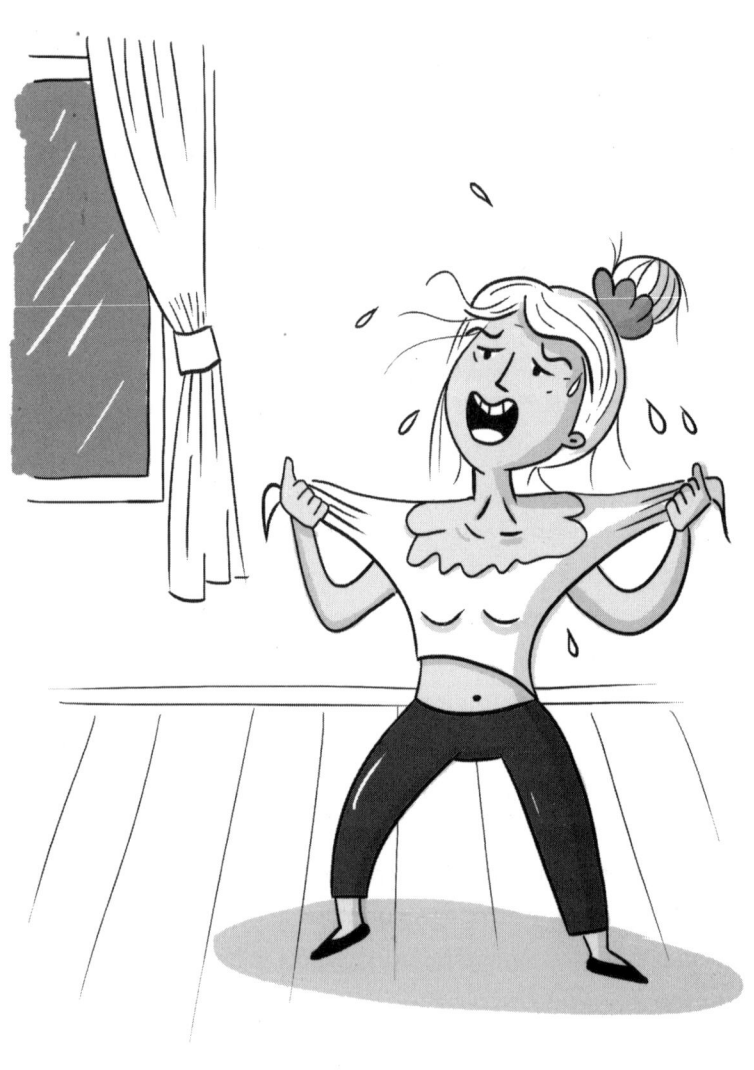

feminidad. El tratamiento hormonal produce también aumento del vello corporal, cambio en el timbre de la voz, crecimiento del clítoris, transformaciones a nivel muscular y de redistribución de la grasa corporal. Es muy frecuente que se operen de las mamas.

En general, me contó Calvar, si ya recibieron terapia hormonal y han experimentado los cambios corporales previsibles de acuerdo a su identidad autopercibida masculina, al llegar a la edad de la menopausia la mayoría empieza a espaciar la hormonación.

Si la persona suspende la terapia hormonal antes de los tiempos de la menopausia, tiene riesgo de tener sangrados vaginales. En cambio, una vez que el ovario deja de fabricar hormonas esa posibilidad es nula, y entonces puede empezar a disminuir la dosis de testosterona. El objetivo terapéutico es llevar los niveles hormonales al mismo nivel que los de un hombre cisgénero de la misma edad: a ellos también, a lo largo de la vida, les van disminuyendo los niveles plasmáticos de testosterona, aunque la andropausia no implique un descenso hormonal brusco.

Hasta el momento no hay recomendaciones claras y consensuadas por sociedades médicas sobre la hormonación en adultos mayores trans, pero no está indicado que haya que suspenderla. Pero sí es muy importante trabajar los factores de riesgo que se podrían ver agravados, como por ejemplo el riesgo cardiovascular en hombres trans y la osteoporosis y el tromboembolismo venoso en mujeres trans, para que tengan vejeces saludables.

Quise saber si en hombres trans o personas con útero la llegada a la menopausia tiene signos corporales similares a los de las mujeres cisgénero. Calvar me explicó que si están hormonados «no tienen, en general, los famosos calores porque la testosterona se transforma también en el cuerpo en hormona femenina y eso los previene. Los síntomas vaginales sí los tienen, pero antes, porque la testosterona atrofia el tejido vaginal. Entonces, pueden tener sequedad vaginal, pero hay muchos hombres trans que no utilizan la vulva para el sexo, así que ni se enteran. Tampoco han consultado sobre nieblas mentales ni depresión asociadas a ese periodo».

Todavía la información es reducida. Es importante dar a conocer las experiencias LGBTIQ+ de la menopausia y que los profesionales de la salud tengan la capacitación adecuada para dar la mejor atención. A la hora de desarrollar políticas públicas, los recursos y las representaciones asociadas al climaterio y la menopausia, sin duda, deben incluirlas.

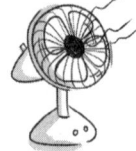

> Tengo las ventanas abiertas en pleno invierno, mi pobre marido está temblando. He pensado para mí: ¿y si esto me pasara estando de pie frente al Parlamento en medio de las preguntas al primer ministro?
>
> Nicola Sturgeon, entonces primera ministra de Escocia, febrero de 2022

12
De Maitena a *Borgen*: cómo nos ven

Amé a Birgitte Nyborg, en la cuarta temporada de *Borgen* —el thriller político danés—, cuando empezó con los sofocos, yendo de urgencia al baño para secarse la transpiración, ahogada en un calor abrasador. También se la ve cambiándose una camisa porque no le cierra, sutil alusión al aumento de peso que puede acompañar esta etapa y tirando el último paquete de tampones a la basura (sin sospechar que pronto volverá a necesitarlos en esta etapa tan voluble que es el climaterio). No recordaba una serie tan exitosa —la vi en Netflix— que no fuera «solo para chicas» con una protagonista de mediana edad que se muestra con signos de haber llegado a la menopausia. Rara vez se refleja en una ficción el paso por el climaterio. Ahí también pervive el silencio.

Birgitte ya no es primera ministra, como en las temporadas anteriores, sino ministra de Relaciones Exteriores de Dinamarca. Tiene 53 años, sus hijos ya no viven con ella, su exmarido —tan previsible— no sólo ha reconstruido su vida con una mujer diez años menor que él, sino que volverá a ser padre, y Birgitte duerme sola y disfruta de su independencia, de no rendirle cuentas a nadie. «No hay niños en casa ni esposos abandonados. No tengo obligaciones. Tengo mucha energía para gastar en el trabajo», le dice a su antigua portavoz, la periodista y flamante jefa de noticias de la cadena TV1, Katrine Fønsmark. Tampoco siente culpa por no poder ocuparse de comprarle un regalo de cumpleaños a su hijo Magnus.

Apenas comienza el primer episodio de la cuarta temporada, le pide a su asistente que la deje cinco minutos sola y se encierra en su oficina para sacudirse la blusa blanca con la intención de secar la transpiración que la inunda como una crecida inesperada de un río. En otra ocasión, se la ve sacarse frente a un espejo con una pincita de depilar un pelito rebelde de la barbilla, de esos que regresan insistentemente, sin tregua. ¿Quién no sonrió al verla en plenos sofocos y celebró aquellas pinceladas del personaje? En algún momento, estalla de ira frente a su asistente. Puede interpretarse como expresión del subibaja hormonal que algunas podemos experimentar acechadas por la menopausia: otro guiño al club de las climatéricas. Pero, ojo amiga, en mujeres de mediana edad, como nosotras, no todo debe asociarse a la caída de estrógenos. Al volver sobre esa escena, donde ella rompe en gritos muy ofuscada, pensé en el riesgo de caer en el estereotipo de la «menopáusica» gruñona. También podría ser la demostración efusiva de nuestro estado de ánimo —muy enojadas— frente a un traspié de un colaborador. Imaginemos que el protagonista del exabrupto es un hombre de mediana edad: se tiende a asimilar que el grito destemplado puede ser expresión de su personalidad o la marca de su autoridad ante un subordinado, sin mucho más análisis. En el imaginario social, todavía ellos tienen más derecho a levantar la voz —ejercen su rol de mando con autoridad, se piensa— mientras a nosotras, amiga, nos catalogan como histéricas, locas, mandonas, desequilibradas o... menopáusicas. La narrativa, en fin, sigue siendo negativa. Para una mujer acostumbrada a controlar su vida como Birgitte, los sofocos y los vaivenes en el humor son todo un desafío, pero cuando pide a su ginecóloga medicación para aliviarlos, la médica le sugiere que acepte los cambios que le impone el devenir de la vida. Bastantes ejes sobre la temática para una serie de intriga política.

Con estas imágenes en mi cabeza, me acordé de la gloriosa historietista Maitena. Recordé que una de mis cuñadas tenía el voluminoso tomo amarillo con todas las colecciones de «Mujeres Alteradas», aquella emblemática tira creada en 1993 para la revista *Para Ti*, y se lo pedí prestado. Siempre admiré a Maitena y su talento para sintetizar nuestros cambios de humor, preocupaciones, anhelos. Sus personajes, de una u otra forma, nos interpelan. Nos hizo reír y a la vez reflexionar sobre la situación de las mujeres en el trabajo, en la familia, en la pareja, como madres, hijas, esposas, amas de casa, profesionales; en síntesis, mujeres comunes, ni superheroínas (aunque todas lo somos un poco, sin duda), ni hipersexualizadas. Con Maitena nos reíamos de lo peor y lo mejor de nosotras. Desbordadas, neuróticas, sabias, viejas llenas de cirugías, las viñetas estaban repletas de preguntas bobas disfrazadas de interrogantes profundos, o de dudas y certezas. Leí a Maitena en mis veinte en los años 90. Te confieso que no recordaba si en el cúmulo de representaciones de la feminidad se había metido con las mujeres en el climaterio. Intuí que sí, que también debería haber alguna viñeta alusiva. Y encontré una. Es un diálogo entre dos amigas. Una está en sujetador, poniéndose cremas y maquillándose supuestamente frente a un espejo, y dice:

—Menos tonicidad muscular, menos brillo en el pelo, menos labios, menos tetas, menos culo... ¡A medida que creces te va quedando cada vez menos...!

La amiga le contesta:

—Sé más positiva, María Laura. ¡Piensa en todo lo que tienes ahora y no tenías hace veinte años...!

—Sí..., es cierto. Más ojeras, más arrugas, más papada, más lunares, más panza, más celulitis.

¿Con quién me identifico? ¿Con la que ve el vaso medio vacío o medio lleno? Si me hubieras hecho las preguntas hace un par de años, tal vez me habría quedado con María Laura. Pero ahora, que llevo cuatro años masticando la llegada a los 50, no dudo en plantarme del lado del optimismo, porque entendí, amiga, que no hay otro camino y si no nos reímos de nosotras mismas, estamos perdidas.

Maitena me contó que para reflejar la vida de las mujeres mayores que ella —porque cuando hizo esa viñeta todavía no había llegado a la menopausia— se nutría de amigas mayores. El foco en esa viñeta está puesto en todo lo que se pierde con el envejecimiento —pero también podría ser todo lo que dejamos atrás a partir de la menopausia— y especialmente la mirada apunta a la cuestión estética: es una interpretación agridulce.

Le pregunté a Maitena sobre esa construcción de las mujeres climatéricas y me dijo que la había hecho sin haber atravesado la experiencia de la menopausia y pensando desde la juventud, donde el tema de la apariencia es más relevante. «Hay una etapa, cuando dejas de ser joven, en que te importa mucho. Después te acostumbras y te das cuenta de que no es tan grave», me comentó. Hoy Maitena tiene 61 años. En los 90, tenía treinta y pico. También le pregunté de qué hablaría en la actualidad si abordara el tema y me respondió: «De la liberación de la regla, no solo por el embarazo, sino por dejar atrás todo eso que te pasa en el trastorno premenstrual que te fastidia, provoca irritabilidad, angustia, furia. No echo de menos nada de eso», me dijo. Y me contó que hacía poco le había pasado «algo loco»: echó en falta el sangrado menstrual, tuvo añoranzas de sentir su olor, como que le hubiera gustado volver a tenerlo. Más allá de esa anécdota nostálgica, coincidimos en nuestra conversación en que las representaciones sociales sobre la menopausia también están atravesadas por el patriarcado y hay una imagen que persiste, la de la mujer vieja que ya no puede tener hijos, y entonces no sirve. «Y es al revés, es cuando empiezas tu vida de no reproductora y es genial.

Entiendo que hay mujeres que lo pasan mal, pero no fue mi experiencia. Salvo los típicos calores, no sentí nada más. No engordé, pero me cambió la forma del cuerpo. Y me apareció ese rollito arriba de la cadera, pero no me importa porque también con los años aprendes que gustarle a alguien no tiene que ver con estar buena», concluyó.

También es un tema en *Sexo en Nueva York 2,* la segunda versión cinematográfica de la serie que salió en 2010. Aunque no tenía muy buena crítica me entregué a verla en busca de lo que en mis veinte me habían generado las cuatro amigas neoyorkinas. Todavía yo estaba lejos de pensar en la menopausia: empezaba a transitar la década de los 40 y ni me imaginaba todo lo que podría implicar la caída de estrógenos.

En la película, bastante floja, por cierto, Carrie, Miranda, Samantha y Charlotte van de vacaciones con todos los gastos pagos a Abu Dabi. Las chicas solteras se transformaron en mujeres casadas —excepto la eterna soltera Samantha, por supuesto— y dos de las cuatro se convirtieron en madres. Samantha, interpretada por Kim Cattrall, es quien pone el tema de la Gran M en conversación. Tiene 52 años y entra en pánico por temor a que le confisquen sus «drogas para mejorar las hormonas» en Abu Dabi. Hay otra escena en la que quiere hablar del tema, pero Carrie y sus amigas la cortan: casi que el mensaje fue «dejemos de hablar de hormonas en caída libre, a nadie le interesa escuchar del decadente envejecimiento». Samantha está buscando en un glamuroso pastillero un montón de vitaminas. Y les cuenta a sus amigas que está «liderando el camino a través del laberinto de la menopausia con mis vitaminas, mis parches de melatonina para dormir, mi crema de estrógeno, crema de progesterona, y un toque de testosterona». Carrie se sorprende por la testosterona. Y ella le responde que está engañando a su cuerpo para que crea que es más joven. Y celebra que con su arsenal ya no tiene sofocos, ni cambios en su deseo sexual, y que ha vuelto «adonde estaba realmente» antes de llegar a esa etapa.

Es muy novedoso ver en una película que se hable de la terapia de reemplazo hormonal y sus beneficios. Hay una decisión proactiva de Samantha de enfrentar los molestos cambios corporales, aunque la referencia al engaño para que el cuerpo crea que «es más joven» de lo que en realidad es nos devuelve una narrativa de resistencia al envejecimiento, bien propia del personaje, una mujer desprejuiciada, creadora de una exitosa agencia de relaciones públicas, que tiene innumerables amantes, con quienes demuestra que el deseo sexual ocupa un lugar central en su vida. Es la misma persona que se tiñó el vello del pubis cuando le empezó a salir canoso.

Adoré la serie *Sexo en Nueva York* y me devoré sus seis temporadas. Se estrenó originalmente en 1998 y llegó hasta 2004. Por entonces había que esperar cada capítulo y no teníamos la oportunidad de hacer maratón de episodios. En 2021 llegó su secuela: la primera temporada de *And Just Like That...*, la continuación de la serie protagonizada por la icónica actriz Sarah Jessica Parker. No me gustó como la primera, aunque ahora los personajes tienen alrededor de 55 años y están atravesando el climaterio. En una entrevista con la revista *Marie Claire*, la actriz Cynthia Nixon, que encarna a Miranda —ahora quiere dejar atrás su profesión de abogada corporativa para convertirse en defensora de derechos humanos—, destaca que en AJLT «la menopausia es el tema de muchos chistes y ciertamente tiene sus aspectos desagradables». Dice que es una etapa muy fructífera. «Yo la veo como una segunda adolescencia. Cuando eres una adolescente, te alejas de tus padres y de tu familia y te conviertes en tu propia persona. Es una época muy narcisista porque te planteas: ¿Quién soy? ¿Qué quiero? ¿Qué necesito? ¿Quién voy a ser y qué podría ser? Y la menopausia también es así. Si fuiste una persona trabajadora, tal vez hayas alcanzado un nivel en tu carrera de estabilidad o de logros. Tal vez eres como Miranda y has llegado a algún sitio, pero quieres ir a otro. Y, ciertamente, si has estado involucrada en la crianza de los hijos, eso probablemente se está acercando al final. Y así has tenido décadas, quizás, de pensar en todos los demás y cuidar de todos los demás y poner tus necesidades en último lugar». Es una muy buena síntesis de cómo encarar esta etapa, pero la que habla es la actriz y no el personaje.

En el último capítulo de la segunda temporada de AJLT, se trata el tema cuando también se habla de la menstruación; finalmente, ambos momentos vinculados: mientras Lily, la hija de Charlotte, lucha con el hilo de su tampón, su madre exasperada, resopla: «Justo cuando finalmente terminé con mi periodo y pensé que ya no tendría que lidiar con esta mierda». Charlotte se aleja, y vemos una mancha roja floreciendo en la parte posterior de su mono blanco y Carrie le informa a su amiga de que su periodo «puede no haber terminado, como cree». Esta escena es un guiño para las perimenopáusicas.

Hay una perlita en el quinto capítulo de la cuarta y última temporada de *Sex Education*, la innovadora serie británica de comedia dramática creada por Laurie Nunn y dirigida a adolescentes, que puso en pantalla Netflix a partir de 2019: el episodio comienza con la hilarante comediante australiana Hannah Gadsby, famosa por su monólogo «Nanette», su primer especial de comedia para la misma plataforma. Aquí encarna el papel de una productora en la radio del programa de Jean, terapeuta sexual y madre de Otis, el protagonista, y se la ve masturbándose con un consolador con forma de pene. Se siente sin lubricación vaginal. Busca un gel y ya el envase está vacío. Desesperada, en la calentura, va a la cocina y empieza a buscar algún producto que la pueda ayudar y coge un aceite casero que prepara su hijo y resulta muy picante. Grita por el ardor en la vulva. Para aplacarlo, termina untándose crema chantilly, de esas que vienen preparadas y se colocan presionando un espray. Queda así planteado, desde lo tragicómico, el problema de la sequedad vaginal. Más adelante, en el mismo episodio se retomará el tema del climaterio ya con otro tono. Cuando Jean la visita en su oficina en la radio y la ve con la entrepierna mojada, el mismo personaje —lesbiana— le cuenta el episodio de la salsa picante y le explica que tiene una bolsa con hielo para mitigar el ardor vaginal. En ese contexto, le dice que está en la «perimenopausia» y que, aunque no ha recibido un «diagnóstico oficial» lo sabe porque «los sofocos y el desierto en la vagina son un indicio». Jean le plantea que no tiene «por qué sufrir» y le cuenta que «hay muchos tratamientos disponibles» y la invita a «ir al médico». Ella dice que no tiene tiempo y que, en definitiva, cree que está bien, finalmente, enfatiza, «no es que esté enferma. Solo me siento incómoda». Buen punto, en el guion, despatologizando la menopausia.

—Y, generalmente, ¿te sientes bien? ¿No tienes cambios de humor? —insiste en preguntarle Jean.

Y ella contesta haciéndose la enojada y aclarando luego que era una broma:

—Según mis hijos, estoy más sensible de lo normal, pero...

Y más adelante reconoce que, en realidad, lo que la aqueja es la vergüenza.

—Muchas mujeres no buscan ayuda, pero es porque el tema de la menopausia sigue estando muy estigmatizado en la sociedad. Es una ridiculez. Pero aunque no sigas ningún tratamiento quizás si vas a ver a un profesional te sentirás más empoderada —le dice Jean. Y le aclara que «no hay motivos para sentir vergüenza».

Es una gran escena, sobre todo, pensando en que se trata de una serie dirigida a adolescentes, aunque también la suelen ver personas adultas. En pocos minutos, se mencionan varios de los signos corporales asociados a la perimenopausia, se aclara que no es una enfermedad, y se enfatiza la importancia de consultar a un/a especialista médico para que nos recomiende un tratamiento con el objetivo de dejar de padecer por las distintas molestias.

Pero volvamos a Hollywood. Aunque no en muchas ocasiones, la industria cinematográfica estadounidense ha puesto como protagonistas de películas a mujeres de mediana edad, que intuimos —porque de eso no se habla en la pantalla— que ya han pasado la menopausia seguramente, y que todavía se muestran como mujeres deseantes, sexualmente activas, con proyectos propios y carreras exitosas, mostrando que la vida no se acaba más allá de perder la capacidad de procrear. Pienso en las comedias románticas como *Cuando menos te lo esperas* (2003), con la extraordinaria dupla Diane Keaton y Jack Nicholson, acompañados de un elenco que incluye a Frances McDormand, Amanda Peet y Keanu Reeves, y *No es tan fácil* (2010), con otra pareja de fabulosos actores como Meryl Streep y Alec Baldwin. Y mucho más recientemente, la comedia dramática británica *Buena suerte, Leo Grande,* con Emma Thompson y Daryl McCormack, que tuvo su estreno mundial en el festival de cine de Sundance el 22 de enero de 2022, y llegó a Argentina en 2023 a través de Netflix; cuenta la historia de una viuda que contrata a un joven trabajador sexual para poder sentir un orgasmo por primera vez, dado que a lo largo de la rutinaria vida sexual con su esposo siempre fingió sentir placer pero, en realidad, nunca gozó, una historia que seguramente vivieron muchas de nuestras abuelas o, tal vez, incluso, algunas de nuestras madres.

Así como vimos que todavía el tema está muy ausente en las políticas públicas, muchas veces también en consultas ginecológicas, e incluso en la academia, la industria audiovisual repite el esquema: prefiere callar o mirar para otro lado. Que se muestren en ficciones los cambios que puede acarrear la menopausia y se problematice el tema —no solo presentándolo desde el humor— nos va a permitir vernos reflejadas y sentirnos más acompañadas. Cuando no se habla del tema, podemos creer que «solo me pasa a mí» y sentir vergüenza, como al personaje que encarna Hannah Gadsby en *Sex Education*.

El hecho de que empecemos a hablar más de menopausia y climaterio y en las series y las películas se incorporen rasgos de lo que nos pasa, contribuirá a que se vaya naturalizando esta etapa, no solo para nosotras, amiga, sino también para espectadores y espectadoras —nuestras familias, compañeros de trabajo, amigos— que puedan estar ajenos al tema.

En la pantalla más grande de la publicidad también le han dado la espalda al tema. Aunque el sector está en un proceso de cambio impulsado en los últimos años por las propias mujeres de la industria, en el marco de las transformaciones que han generado los feminismos en distintas esferas, la menopausia y el climaterio no figuran en su agenda y las mujeres de mediana edad siguen estando borradas de los anuncios para vender productos más allá de pegamento para dentadura. «Hay una deuda grande con la madurez en general. No hay adultos mayores, excepto la figura del abuelito o la abuelita y para vender pañales para la incontinencia. Y si se muestra una adultez más plena es para venderte suplementos para crear músculos», dice Fabiana Antonelli, del área de atención al cliente de Wunderman Thompson, una de las agencias de publicidad más grandes del país.

En 2023, el colectivo de Mujeres en Publicidad (MEP) hizo un estudio en el marco de la Alianza Sin Estereotipos, una iniciativa de ONU Mujeres. Analizaron los estereotipos dañinos de género que aparecen en los anuncios ganadores en el periodo 2021-2022 de los principales premios de cuatro de los festivales más importantes de publicidad de Argentina, es decir, las piezas que la industria considera como «las mejores». El estudio —al que accedí antes de su publicación— me dio unas pistas para pensar sobre el tema: si bien las personas +50 son representadas en el 52 % de los anuncios galardonados, en 2 de cada 3 casos aparecen como personajes secundarios. Y en las piezas que muestran a personas +50 —entre otros grupos subrepresentados— los hombres son mayoría: 62 %. Por otra parte, directamente no se identificaron representaciones de personas +50 no binarias. Es decir, todavía prima en la industria publicitaria el culto por la juventud. Las cremas antiarrugas las promocionan mujeres que no las necesitan porque, en general, por su edad todavía tienen la piel tersa y sin arrugas. Y si se recurre a alguna famosa de mediana edad para «venderlas» es la típica actriz de belleza hegemónica con un rostro «donde la arruga cae donde tiene que caer» y «con un cabello plateado que le queda bárbaro», apunta Antonelli.

En las áreas creativas de las agencias abundan las personas jóvenes y escasean las mujeres de mediana edad: ese es otro dato. Los resultados del Primer Censo de Diversidad en Agencias de Publicidad de Argentina, que se presentaron en octubre de 2022, revelaron que, en las áreas de creatividad, producción y recursos humanos, el personal de 42 a 55 años representa apenas el 14 por ciento del total de la plantilla, cuando en la industria global ese sector de edad llega al 21 por ciento. El estudio concluyó que la industria publicitaria argentina está «juniorizada» si se la compara con la situación a nivel global, con una brecha de más de 20 puntos de diferencia. ¿La escasez de mujeres +40 en las áreas creativas podría ser un factor determinante para analizar el silencio en torno a la menopausia y la falta de protagonistas de mediana edad en los anuncios? Para Antonelli no es un aspecto determinante: el principal problema, dice, son los anunciantes, que rechazan categóricamente el tema y a mujeres de esa edad como modelos para sus campañas. Sostienen, amiga, que no somos deseables y que la gente no se va a identificar con nosotras, me dijo Antonelli. Puntualmente desde la agencia en la que trabaja les propusieron a sus clientes incorporar este paradigma en sus campañas y rechazaron la idea: ni para vender cerveza, ni vino, ni indumentaria, ni nada.

Entre tanto rechazo hacia las mujeres de nuestra edad, amiga, una rareza fue la inclusión en una campaña de preservativos Tulipán para el Día de la Primavera de 2022 —ideada por BBDO Argentina— de una pareja heterosexual +50 con canas que se besaba apasionadamente. «Todos somos estudiantes» fue el lema de la campaña, enfocada a una celebración que históricamente ha quedado asociada a la juventud y a la sexualidad por coincidir con el Día del Estudiante. Teniendo en cuenta que la vida sexual de quienes tienen +50 es un tema tabú que no suele ser representado en el discurso publicitario, la pieza resultó un hallazgo. «Mirtha empezó yoga. Pedro, bachata. Todos somos estudiantes», decía la imagen de la pareja en actitud muy *hot*, pero donde la pieza gráfica mostraba solo sus rostros, con gestos de calentura.

Ni en la industria cinematográfica ni en la publicitaria —salvo honrosas excepciones—; otra vez lo que retumba es el silencio y la invisibilidad. Mientras, cada vez hay más cuentas en Instagram y otras redes sociales que abordan la menopausia desde distintas perspectivas con voces de expertas que dan consejos, nos alientan a hacer bien los deberes para transitar de la mejor manera el climaterio y encarar esta etapa de nuestras vidas con la mirada puesta en el bienestar y básicamente, amiga, en nosotras mismas.

A lo largo de este libro me propuse hablar de la menopausia, darle visibilidad y despatologizarla, y al mismo tiempo ir creando una red de conversación entre nosotras que nos ayudara a combatir el prejuicio médico y social sobre esta etapa. Necesitamos que nuestras necesidades terapéuticas se incorporen a la Sanidad Pública —para que usar gel vaginal, óvulos y otros requerimientos no sea un privilegio para quienes podamos pagarlos—, y que en las consultas ginecológicas encontremos especialistas que nos escuchen con empatía y nos brinden la mejor información basada en evidencia científica.

Sería hermoso encontrarnos en un futuro cercano con variedad y abundancia de ficciones con heroínas menopáusicas que nos muestren el camino, que nos hagan sentir menos solas, que vivan el climaterio como una segunda adolescencia, como un momento liberador, y una oportunidad para emprender nuevos proyectos y otras aventuras, que no se sientan atemorizadas por el envejecimiento, que reivindiquen sus arrugas y los michelines, y dejen de complacer a sus afectos cercanos para poner el foco en pensar cómo empezar a encarar los próximos veinte años. Te propongo, amiga, que sigamos sacando del armario a la Gran M y escribamos juntas el mejor guion para el resto de nuestras vidas. Este puede ser un comienzo.

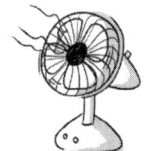

**Bonus track:
consejos para la consulta ginecológica**

Estas propuestas pueden ayudarte a obtener la información necesaria cuando vayas a la consulta ginecológica y quieras tomar decisiones en relación a tu climaterio. Para crear este decálogo me han servido las sugerencias de la web estadounidense mymenoplan.org, conformada por médicas y científicas universitarias especializadas en la menopausia, que han formado una red de investigación a nivel nacional y llevan trabajando en el tema más de 25 años.

1 | Elige un médico o médica que escuche tus inquietudes y respete sus elecciones.

2 | Hazte una lista de preguntas para cuando tengas la cita. Escríbelas. Anota tus signos corporales y tus dudas, empezando por lo que te resulta más importante.

3 | Haz las preguntas al inicio de la consulta. No te dejes ninguna por hacer.

4 | Pon en palabras claras lo que te está pasando, si tienes insomnio, si sientes que la sequedad vaginal te está afectando. No sientas vergüenza: ya sabes que nos pasa a muchas.

5	Toma nota de las respuestas. Tal vez sea mucha información para recordarla luego. También puedes optar por grabar la conversación: la mayoría de los móviles hoy tiene una opción para grabar.
6	Si te sientes más cómoda, puedes ir acompañada de alguna amiga.
7	Puedes pedir un resumen escrito al finalizar la consulta.
8	Si sientes que el médico o la médica no te escuchó o no respondió tus dudas, puedes pedir otra consulta o cambiar de profesional.
9	Si resuelven que puedes empezar con alguna terapia, es bueno que mantengas abierta la conversación y puedas ir contándole cómo te resulta, si notas cambios o no.
10	No aceptes que te digan: «Es un proceso natural», «¿Qué esperabas?», «Es así, aguántate».

No estás sola.
Testimonios de otras mujeres como tú

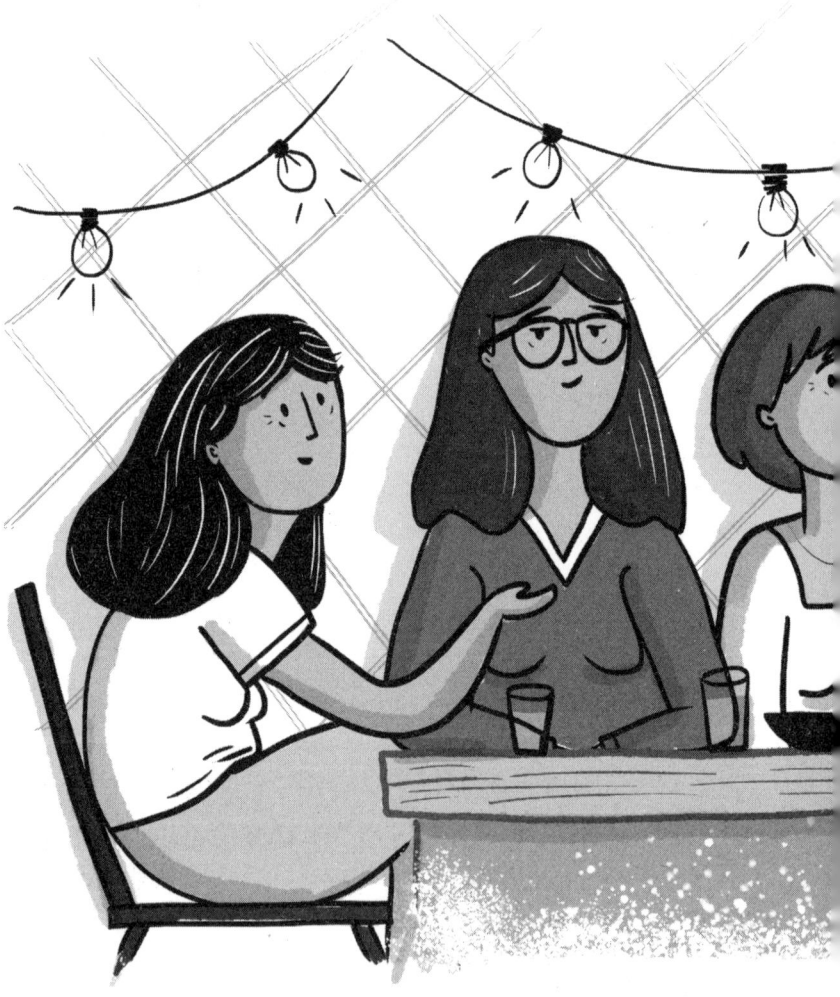

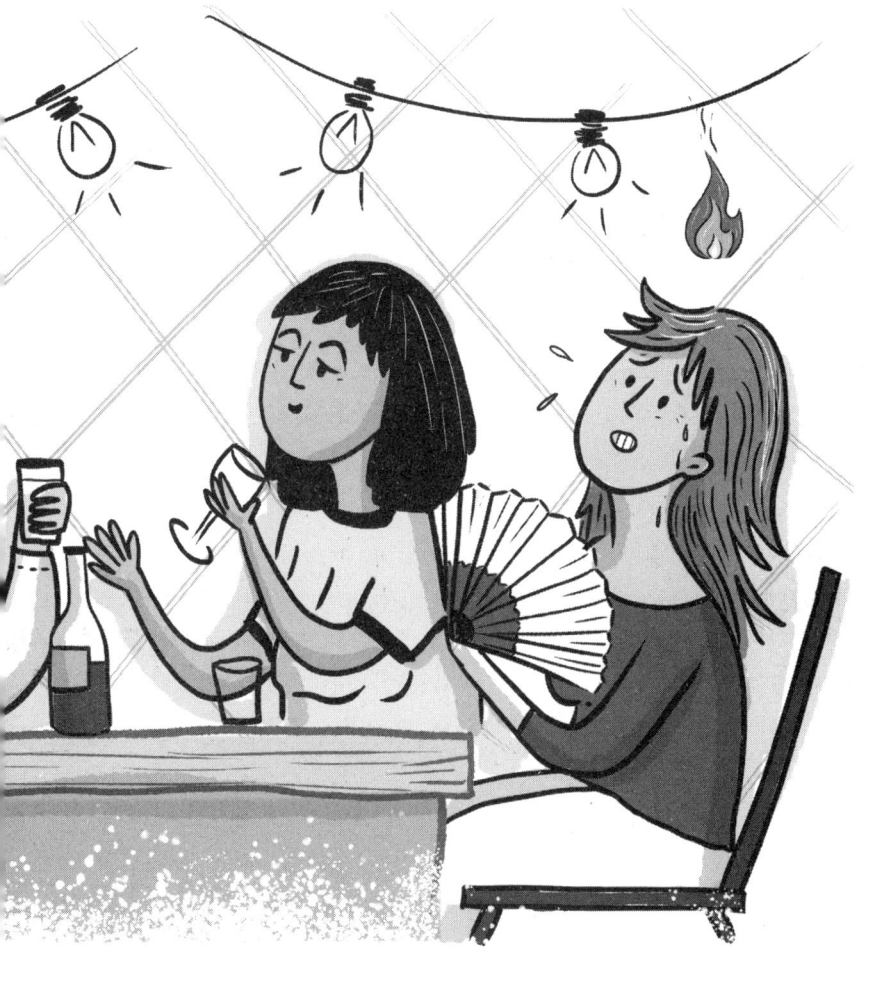

«Me daba miedo tomar hormonas»
Daniela es psicóloga, tiene 51 años y está separada desde hace diez años del padre de sus hijos, uno de 13 y otra de 17.

Hace cuatro años me empezó a venir la menstruación cada tres o cuatro meses. No le di mucha importancia al tema, mi ginecóloga tampoco. A los 48, tuve mi último sangrado. Siempre fui muy prolija y constante para las revisiones ginecológicas. Cada año, en marzo, tengo la costumbre de hacerme el PAP, la colposcopia y análisis de sangre y orina y todo lo que me indique mi médica. Pero hace dos años me pasó algo que, creí, nunca iba a sucederme. Cuando la ginecóloga, con quien me atiendo hace más de diez años, me introdujo el espéculo, grité de dolor. Pensé que me moría. Me saltaron lágrimas. Completamente perturbada le pedí que por favor me lo sacara. No lo podía aguantar. Fue como una violación. Mi ginecóloga se sorprendió por mi reacción. Me miró extrañada y me preguntó si tenía relaciones sexuales. Le dije que hacía al menos cuatro años que no. Después de separarme del padre de mis dos hijos, había tenido una «historia» durante un año con un tipo y nada más. Ni un pene más. Tampoco me había masturbado ni penetrado con ningún juguete sexual. Nada. Nada de nada. En los últimos años, el deseo sexual se me había ido y tampoco lo quise buscar, hacer algo para encontrarlo o recuperarlo. La médica me preguntó si todavía me interesaba o si había tirado la toalla. Le dije que me interesaba pero que tenía la libido por los suelos.

Además, tengo cambios bruscos de humor, me siento feliz por momentos y en otros estoy muy enfadada. Siempre disfruté del sexo hasta que de repente dejó de ser un tema en mi vida. Nunca me metí en una aplicación de citas, aunque mis amigas me insisten para que lo haga. Cuando grité de dolor con el espéculo, mi médica me dio un ultimátum para empezar una terapia de reemplazo hormonal. Le dije que me daba miedo, que tenía la idea de que era muy peligroso. Me aseguró que era información antigua, que el tratamiento es seguro, que yo estaba sana y no había ninguna contraindicación. No me convenció para tomar pastillas, pero sí para empezar con óvulos y una crema vaginal. No volví a tener relaciones, y volví al año a la consulta. Otra vez el espéculo me hizo gritar de dolor. La tercera vez que tuve tanto dolor en la revisión, la médica me dijo que la crema y los óvulos no estaban ayudándome.

Acepté al final unas pastillas de tibolona. Obviamente con este antecedente del espéculo, cada vez me da más temor —o terror— volver a intentar alguna relación con un tipo: y si me duele otra vez, ¿cómo se lo explico? Sería más fácil con alguien que ya conociera. Pero empezar un vínculo o tener una relación así me parece un espanto. Puse mi energía en la crianza de mis hijos, en encontrarme y salir con amigas y en mi trabajo, que me apasiona. Yo sería el caso de la mujer que está sola y que le bajó tanto el deseo que no hace nada para salir con nadie. Porque, aparte, mi trabajo es estimulante. Sé que el sexo tiene que ver con el cerebro también y que si lo dejas de lado y no lo ejercitas, cada vez te cuesta más, pero tampoco es obligatorio. Porque una puede decir: «Mi vida va por otro lado», y cambias de canal. Mis amigas que me conocen desde que tengo doce años no lo pueden creer porque siempre fui muy sexual, siempre me gustaba algún tipo, siempre estaba con alguien, siempre salía, me arreglaba. Y de repente soy una especie de ameba. Tal vez tenga que ver con la menopausia, con la edad y con mi historia personal, como si después de separarme, hace diez años, hubiera cerrado de alguna manera esa puerta y no la he vuelto a abrir. Ahora soy una gran trabajadora, gran madre, gran amiga y gran hija porque también sostengo a mis padres, que ya están cerca de los 80 años, en un montón de cuestiones. De todas formas, en el fondo espero que esta pastillita empiece a hacer su efecto, porque siento que anulé de alguna manera mi lado de mujer, de mujer sexualizada.

«A los 35 dejé de menstruar»
Tatiana tiene 42 años y es licenciada en Análisis ambiental y trabaja en una consultora de ingeniería ambiental.

El día en que cumplí 35 años me detectaron un cáncer en el útero y la primera opción que me dieron los médicos fue vaciarme, extirparme el útero y también los ovarios. Yo estaba en pareja, había tenido un par de abortos espontáneos de embarazos buscados y deseados y quería tener hijos, por lo que pedí otra alternativa terapéutica. Como también me encontraron ganglios afectados, el equipo médico que me trataba resolvió que me sometiera a radio y quimioterapia. El tratamiento fue difícil. Varios meses de rayos en la zona pélvica, además de la quimio. Con todo ese arsenal, dejé de menstruar. No volví a perder sangre nunca más y obviamente todos decíamos que había que esperar, que los ovarios podrían reactivarse. La verdad, no sé por qué, pero tenía bastante fe en que eso sucediera. Pero nunca pasó. Debía aceptar que tenía los ovarios quemados y tampoco el útero alojaría un embarazo, así que tampoco podía pensar en la posibilidad de la ovodonación y una fecundación a través de una técnica de reproducción asistida. En primer lugar, empecé a visitar a una médica especializada en climaterio, que me indicó que iniciara una terapia de reemplazo hormonal, con pastillas que tomo todos los días. Las tengo que tomar, supuestamente, hasta los 50 años. Además, uso óvulos de promestriene día sí y día no para la sequedad vaginal.

Me acordaba de cuando mi madre empezó a tener la menopausia y hablaba de los famosos calores. Entonces yo pensaba que era como tener un poco más de calor y nada más. Pero es como que te incendias por dentro; realmente te incendias. Me ha pasado el estar en pleno invierno en la calle y empezar a sacarme la ropa porque sentía que me prendía fuego. Eso ya es bastante incómodo: estar en un lugar y sentir frío y calor, y escuchas el típico chiste «estás menopáusica...». Y sí, pero yo no lo decía porque en mi cabeza, y creo que todavía para la sociedad, ser menopáusica es sinónimo de ser vieja. Más allá, también, de todo el trabajo psicológico que hice por quedar menopáusica a los 35 y no poder ser madre, tuve que despojarme de la idea de que iba a ser menos mujer por esa tontería que te vende la sociedad de que la mujer lo es si puede procrear. Por suerte, tengo ahora otra cabeza gracias al feminismo, que me ha ayudado un montón. No sé de dónde había sacado esa idea porque no fui criada así, pero cambiar esa creencia me costó muchísimo. Mi pareja no me entendió. Hacía siete años que estábamos juntos, teníamos planes de formar una familia, pero ese plan se nos vino abajo. Tuve cambios físicos, no tenía deseo sexual y también cambió mi humor. Cuando menstruaba, era de esas personas que dos días antes ya se dan cuenta de que les va a venir, porque me ponía sumamente sensible y lloraba sin motivos. Después del tratamiento oncológico, pasaba de estar irritable a triste y angustiada. Todo lo procesaba diciendo: «Es lógico, acabo de salir de un cáncer». Mi aspecto también había cambiado un poco por la quimio y la radioterapia: si bien estaba muy hinchada por los corticoides y se me había caído el pelo, empezaba a recuperarme. Recuerdo que una de las cosas que me dijo la médica es que iba a tener cambios en la piel y en la fisonomía de la cara y me acuerdo con mucha claridad de que en ese momento le dije que no me importaba, porque no era de prestarle mucha atención al aspecto físico. Pero un día me levanté y me estaba lavando la cara y vi en el espejo que se me había caído la cara. Había perdido tonicidad y me vi como una señora, como una vieja. Me cambió la piel, me cambió el pelo. Terminé separándome y me costó volver a formar pareja. Tuve dos parejas después, con hombres de mi edad que querían hijos en el futuro. Así que era complicado y doloroso.

Ahora, cada vez que tengo relaciones sexuales sangro, porque la piel de la vagina se fue deteriorando por la falta de estrógenos, así que me resulta difícil explicar lo que me pasa. En general, el otro piensa «¡Uy, estás indispuesta!». Si no es una relación de mucha confianza no doy detalles. Tengo que tomar vitaminas para absorber mejor el calcio en los huesos, me hago densitometrías y gracias a Dios tengo una obra social por el trabajo que me permite hacerlas gratis porque si no, no sé cómo lo haría. También está el tema de la incontinencia urinaria. Cada dos por tres se me escapan algunas gotas de pis. Cuando lo hablo con mi mejor amiga o con mi madre, me dicen: «Pero estás viva». Sí, sí, es cierto. Pero el punto está en que antes sufría cuando menstruaba y ahora sufro por dejar de menstruar. ¿Cuándo se va a terminar? De hecho, le pregunto a mi madre, que ahora tiene 69 años, y todavía, a veces, tiene sofocos. Yo aun con la medicación, hay días, y también noches, en que tengo calores: me despierto empapada porque me muero de calor y me saco todo, aunque sea pleno invierno; y después me brota un sudor frío y de repente me empiezo a congelar porque se me va el calor y se me enfría todo el cuerpo. Últimamente he decidido meterme en aplicaciones de citas, y me he dado cuenta de que busco hombres mayores, de alrededor de 50. De repente es el «prototipo» que me atrae. En terapia surgió que quizá siento que son tipos que ya tienen hijos grandes o, si no tienen, no quieren tener, y así me evito el dolor de tener que dar explicaciones, aunque ya no deseo hijos, porque también estuve apuntada para adoptar y luego me dio miedo esa alternativa, y no sé si es que crecí, si me siento cómoda no teniendo a nadie que dependa de mí o es un mecanismo de defensa, pero agradezco no tener hijos.

«Un día lo intentamos y vi las estrellas»
Miriam, 56 años, contable, un hijo.

Fui madre por primera vez a los 50, a través de la ovodonación y un tratamiento de fertilización asistida. Con mi marido nos conocemos desde finales de los 90, y después de varias idas y venidas, peleas y reconciliaciones, nos casamos en 2010. Yo tenía 42 años y en aquel momento desconocía que las posibilidades de quedar embarazada ya iban disminuyendo por la edad. Era una completa ignorante del tema. Me veía joven y no pensé que mis óvulos envejecían y cada vez me quedaban menos. Realmente, no lo sabía. Así que la menopausia me pilló cambiando pañales y dándole la teta a mi hijo recién nacido. Ni me di cuenta de que la menstruación ya no me venía todos los meses. O ni lo registré entre el caos durante los primeros meses de la llegada del bebé a la casa. Cerré mi oficina para dedicarme exclusivamente a la crianza, de lo que estoy arrepentida, y mi marido seguía trabajando en la imprenta familiar. Tenía su ayuda a ratos. Durante el embarazo, no tuvimos relaciones sexuales porque me habían indicado que me cuidara mucho, porque era una madre de edad avanzada, y nosotros pensamos que no teníamos que hacerlo. Toda nuestra atención estaba puesta en cuidar mi barriga que crecía y en que llegara la gestación a término.

Con el nacimiento, vivíamos desbordados, así que pasamos meses sin sexo. Un día lo intentamos y vi las estrellas. Me dolía tanto que no pude. Hacía casi dos años que no lo hacíamos. Entonces le consulté a mi ginecólogo. El médico me dijo que era normal, y después de hacerme un tacto, me dijo que el problema era que estaba tensa y que tenía que relajarme. No me ofreció nada de nada para modificar esa situación tan traumática. Caí en la cuenta de que podía ser una consecuencia de la menopausia y el climaterio justo dos años después de aquella consulta, cuando escuché en el cumpleaños de una amiga que otra invitada de 51 años comentaba que tenían el mismo problema y que le habían sugerido hacer una terapia de reemplazo hormonal. Nunca había escuchado sobre la TRH ni que pudiera haber otras alternativas para evitar esos dolores tan intensos. Me reúno con frecuencia con mis compañeras de la secundaria y me llama la atención que, más allá de las bromas con los calores, nunca haya salido el tema; ninguna habló de otras posibles consecuencias del climaterio. Este tema del dolor me trae problemas con mi esposo porque él es más joven que yo, tiene dos años menos, y quiere tener sexo.

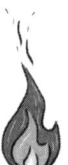

«Con la menopausia la parte espiritual se hace más aguda»
Karumanta es sanadora quechua ava guaraní. Nació en Orán, Salta, pero vive desde hace unos veinte años en General Pico, La Pampa. Tiene 48 años. Es madre y abuela.

Hace dos años empecé con irregularidades: un mes me venía casi nada, al otro, un montón. Me llamó la atención porque tenía 46 años y dentro de nuestras comunidades nos decían que justo después de los 50 se esperaba la menopausia. Fui al médico y me dijo que estaba todo bien. Pero empecé a tener calores muy fuertes por la noche. A veces no podía dormir. Ahora ya no me pasa tan seguido, pero sí tengo ansiedad por comer algo dulce, a veces es un caramelo, un alfajor o un pastel, ¿sabes?

Soy sanadora quechua ava guaraní. Vengo de un linaje de sanadores y parteros. Con la menopausia la parte espiritual se hace más aguda, tienes más sensibilidad. Por ejemplo, yo siento cuando una persona necesita un abrazo, voy y la abrazo y esa persona siempre termina quebrándose y llorando. Antes de llegar a la menopausia, abrazaba a esa persona porque sentía que necesitaba protegerla. Cuando llegué a la menopausia, empecé a sentir las razones por las que necesitaba un abrazo. Esto no es sorprendente para nosotros, porque cuando estás menstruando las energías de tu cuerpo se ocupan de la ovulación, del sangrado cuando no hay fecundación. Cuando llegas a la menopausia, esa energía ya no tiene que hacer ese trabajo y se enfoca en otra cosa, en este caso en nosotras, en tener la sensibilidad más aguda.

En mi comunidad, cuando se llega a la menopausia hacemos una ceremonia en la que se corta el cabello. A mí me llegaba a la rodilla, me corté un poco y ahora lo tengo por las nalgas pero hay mujeres que deciden directamente cortarse todo el cabello, se pelan. Lo hacemos como un nuevo comienzo, como la planta cuando la podas para que salgan brotes nuevos, así. Pero depende ya de cada mujer cuánto se quiera cortar. Hoy en día se está perdiendo esta costumbre porque cuando lo hacías dentro de la comunidad no pasaba nada si te rapabas, pero ahora si tienes que salir a trabajar, ya te miran distinto, si estás pelada se pueden burlar. Todas esas cosas influyen.

Las abuelas son las que dirigen la ceremonia, se juntan plantas, distintas hierbas, artemisa, llantén, hediondilla, y se hacen baños. La hediondilla es de baño frío, y la artemisa y el llantén de baños calientes. Se prepara como una habitación hecha de cañas y paja y la mujer está ahí completamente sola. Van las abuelas, la bañan, la sahúman con distintas hierbas y al final una persona gay o trans le corta el cabello, porque las personas que son del colectivo tienen doble fuerza espiritual. En toda ceremonia, para nosotros es muy importante que haya una persona del colectivo. Después de eso se hace el sahúmo: se purifica a la mujer con humo aromático. Hay distintas abuelas que le dan palabras y con su cabello cortado se hace una ofrenda a la Pacha. Se tiene en cuenta también el mes del nacimiento, si su conexión es mayor con el agua se hace la ofrenda al agua.

Es un momento en el que se empieza una nueva forma de comer porque todo en la vida tiene su etapa: cuando la mujer decide embarazarse tiene que cambiar su dieta, cuando está amamantando también; igual que cuando empieza la menopausia. Se comienza a comer más cantidad de pescado, menos carnes rojas, muchos más frutos y menos flores, más hojas y raíces como el nabo, la mandioca, yuca, patata y la raíz de bambú. El plátano que se consume más es el dulce, que es el pequeño.

Entre los ava guaraníes, la mujer que entra a la menopausia es más valorada. Es como que pasa a otro nivel. Las personas mayores siempre son las más respetadas dentro de la comunidad, porque de ellas se aprende, son tu base, el palo donde vas a ir a rascarte, nuestro libro vivo. Si no tuviste tiempo para ti por criar niños o por ocuparte de la familia, en esta etapa eres más libre.

Cuando el cuerpo está con el proceso de la menopausia, requiere más energía lunar, entonces, en ciertas épocas, en ciertas lunas, por ejemplo cuando es luna nueva, la mujer tiene mucho más sueño y necesita dormir más, tal vez doce horas. Y se le respeta ese tiempo porque su cuerpo necesita absorber energía de la luna para su cotidiano vivir.

Si no podemos dormir, nos hacemos un té con el cogollito de la lechuga, que nos tranquiliza y nos ayuda a conciliar el sueño. También podemos tomar a lo largo del día, a ratos, tres tazas de té de laurel: te calma tanto la ansiedad como la tristeza. ¿Has notado que a veces a algunas mujeres les da eso también?

Cuando te sientes triste, tenemos la costumbre de ir al río a trenzar y destrenzarnos el cabello, para liberar las amarguras, todas las penas. A veces se hace una ronda entre varias que están en el mismo ciclo y una le trenza a la que tiene delante.

A mí a veces me pasa que me quiero acostar y dormir, y no quiero saber nada más de tener sexo. Pero, bueno, es complicado porque la otra persona —tu compañero— te tiene que entender, te tiene que acompañar también en este tema. Y en las comunidades es más difícil de hablar, porque viene otro hombre y le dice a tu pareja: «si contigo no la quiere poner, seguro que tiene otro». Y hay hombres que llegan a golpear a su mujer porque ella no quiere tener relaciones con él.

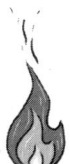

«Me costaba mucho poner en palabras el tema»
Inés es abogada. Tiene 51 años y está separada del padre de sus hijas adolescentes.

Estaba saliendo con otro abogado, también separado y con dos hijos, también adolescentes, llevábamos un año y medio ya. Estaba ilusionada, soñaba con unir las dos familias. Todavía menstruaba, había empezado a sentir sequedad vaginal y falta de lubricación cuando tenía sexo. Me daba vergüenza, no sabía cómo gestionarlo, cómo planteárselo. Lo hablé, pero no encontré empatía y me quedé un poco acobardada. Una lleva esto como puede. Sentía que estaba a prueba todo el tiempo, como en un examen de mi *performance* sexual. Me costaba mucho poner en palabras el tema, además de pedirle colaboración para que pudiera excitarme más. Por teléfono, más que frente a frente, pude decirle que estaba con ciertos síntomas de la menopausia, que tenía cierta desgana sexual, porque también empecé a tener menos deseo. Pero no sé si no tenía que ver con que, en realidad, lo pasaba mal cuando lo hacíamos por la sequedad vaginal. Seguimos un tiempo más, pero terminamos muy mal. No volví a salir con ningún tipo. Me volqué en mi trabajo. Cuando le conté a mi ginecólogo lo que me estaba pasando, me dijo que siguiera tomando anticonceptivos y una aspirina para evitar el riesgo de trombosis. Y nada más.

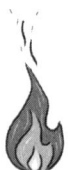

«La interrupción del sueño ha sido una de las cosas que más quebraderos de cabeza me ha dado»
Carolina Balderrama tiene 50 años. Es periodista y docente universitaria. Hace cinco años que escribe en sus redes sociales sobre su experiencia de la menopausia. Se define como lesbiana, aunque ha tenido parejas heterosexuales.

Los primeros signos empezaron a los 45. Tenía la sensación de que algo me raspaba en los pezones, como cuando te caes y te raspas la piel, esa sensación. Pensé que podía ser un cáncer. Jamás pensé que podía tener que ver con la perimenopausia, como me dijo finalmente un médico al que consulté. Ese mismo año empecé con los calores. He pasado casi cinco años seguidos de calores insoportables. Primero por la noche y eventualmente durante el día, y después ya durante el día en cualquier momento. Ahora se me han calmado, pero, de todas formas, de vez en cuando me vienen de noche. Es muy molesto: te destapas, te tapas, te destapas, te tapas. Todo derivó en un trastorno del sueño, me despertaba entre tres y cinco veces. No quise tomar nada más que pastillas de isoflavonas de soja, que son de venta libre, y melatonina. Preferí opciones más naturales. Además, empecé a ver a una médica homeópata y acupunturista que me trató con las agujitas y me recomendó empezar a correr. Así que me apunté a un grupo de entrenamiento, y eso me ayudó a aligerar un poco los síntomas. Al menos, me despejó la cabeza y cambió mi ánimo y mi humor. Pero la interrupción del sueño ha sido una de las cosas que más quebraderos de cabeza me ha dado. Por entonces, me detectaron un problema en el funcionamiento de la glándula tiroides.

Todavía me sigue viniendo cada cinco o seis meses, así que no he llegado a la menopausia. Te da miedo, imagínate que yo pensé que podía tener cáncer. Y con los cambios anímicos, que tampoco sabes bien a qué se deben, hay algo de un desencuentro con una misma y con el resto, puede ser con la familia con la que vivas, tu pareja, tus relaciones de trabajo. No es lo mismo acostarse con un hombre que con otra mujer, que no tienes penetración. Entonces no notaba tanto la cuestión de la sequedad vaginal, pero es otro cambio que tengo y uso mucho gel vaginal. Lo que he perdido un poco, sí, es la libido. Pero últimamente la he recuperado. ¿Sabes por qué? Porque me estoy masturbando un montón y yo creo que eso se estimula. Como de repente no tienes libido y te olvidas del tema, entras en una inercia en la cual terminas sin ganas de hacerlo. Ahora te puedo decir que tengo la libido activada. Pero siento que los orgasmos no son iguales, o me cuesta más llegar a tenerlos.

No quiero probar la terapia de reemplazo hormonal porque me da miedo el desarrollo de un cáncer. Estuve usando gel de testosterona en el brazo, diariamente, medio sobrecito, recomendado por una nutricionista y deportóloga que consulté y me dijo que me iría bien para los músculos y los huesos. También tomo magnesio y vitamina C.

Por mi obra social, colapsada como tantas en el país, nunca consigo que me trate la misma ginecóloga ni la misma médica clínica. Es una complicación porque no tengo una especialista de cabecera que me haga un seguimiento. Me dan turno para dentro de dos meses, y a veces lo cancelan, y hay que esperar otros dos meses. Ahora he decidido ir a una consulta particular. Tengo amigas más mayores que yo y me llama la atención que no hayan hablado de estas cosas. Ni siquiera creo que sea un silencio a propósito ni para esconder algo. Yo le pregunto a mi madre cómo lo vivió y ella me dice que realmente no se acuerda. Es rarísimo. No sé en qué estaban nuestras madres en esa época. Hay algo sin explicación en ese punto. Imagínate que con toda la información que tenemos ahora basada en evidencia científica, el tema no está instalado. Y cuando aparece, para nuestra generación, se vincula con la muerte y la destrucción.

«Como mi abuela y mi madre, dejé de menstruar a los 43»
Mariela tiene 47 años, es docente y directora de teatro. Vive en una zona serrana de la provincia de Córdoba.

Los primeros signos de la perimenopausia me aparecieron cuando decidimos, junto a mi compañero, buscar un embarazo. Tuve que cambiar un medicamento para tratar la epilepsia, que me detectaron a los 15 años, porque no se recomendaba para llevar adelante una gestación. A los tres meses, mis menstruaciones se empezaron a espaciar y empecé con sofocos. Tenía 40 años. Cuando noté que había perdido regularidad, decidí llevar un diario de mis menstruaciones en una libreta que tenía en la tapa el rostro del poeta Allen Ginsberg. En la primera página escribí la palabra «Aullido», en honor al emblemático poema de Ginsberg. Todavía conservo el cuadernito. Anotaba las fechas y las características del sangrado. El 23 de agosto de 2018 escribí: «muy buena». Ahora pienso que, seguramente, anoté eso porque el sangrado habría sido leve. La última menstruación me llegó a los 43 años. Fue el 27 de octubre de 2019, el día que Alberto Fernández ganó las elecciones presidenciales. Lo anoté con esa referencia. La primera asociación cuando dejé de menstruar fue pensar que esos cambios tenían que ver con la nueva medicación para la epilepsia. Pero entonces me enteré de que tanto mi abuela como mi madre habían dejado de menstruar a los 40 años. ¿Por qué nunca me hablaron de eso? ¿Lo habrán guardado como un secreto familiar? Tengo esa duda todavía. Nunca pude preguntarles, porque cuando me sorprendió temprano la menopausia ellas ya no estaban.

Los sofocos eran cada vez más fuertes y las menstruaciones cada vez más espaciadas, y mi ginecóloga me indicó una serie de estudios de sangre para ver el nivel hormonal. Los resultados me confirmaron que mi reserva de ovarios ya era muy escasa. La médica me dijo que lo sentía mucho y me abrazó como si me estuviera dando el pésame. El tono con el que me lo dijo me destrozó. Decidimos consultar un tratamiento de fertilización asistida, pero ese tiempo coincidió con el diagnóstico de un cáncer muy avanzado en mi madre. En dos meses, la operaron y falleció. Ese fue el contexto de mi menopausia. Hasta llegar a la decisión de buscar un embarazo, había dado varios rodeos, me preguntaba si el deseo era real o una imposición social. Con una relación anterior había perdido varios embarazos de forma espontánea. Paradójicamente, al año de la última menstruación, el 27 de octubre de 2019, experimenté cierto alivio, de alguna forma me saqué de encima el dilema. Me dije: ya no hay óvulos, ya no hay locura. Pero en enero de 2021, unos cuatro meses después de recibir la segunda dosis de la vacuna Sputnik contra el covid, volví a menstruar, y de repente, con ese sangrado recuperé la ilusión de la maternidad. Pero fue solo una vez y el sangrado no volvió, fin de esa ilusión. Siento mucha vergüenza cuando me vienen muy fuertes los calores y estoy con gente porque a veces transpiro, me pongo toda roja, necesito quitarme toda la ropa. Si estoy con amigas nos morimos de risa, y si alguna de ellas también está menopáusica, hay una serie de complicidades que son hermosas; una me acerca el abanico, otra, un poco de agua. Pero si estoy dando una clase es como que algo se suspende. Porque hay que atender ese momento: primero viene ese pico de calor que a veces es muy fuerte, otras, más llevadero, y después viene el frío. Es tan corporal esa cuestión, tan tan tan corporal, que es lo único que te preocupa. Para ponerle estilo al momento, fui adquiriendo una colección de abanicos con distintos diseños, ya forman parte de mi atuendo, llevo uno conmigo siempre.

Hoy siento que no entiendo todavía mi cuerpo menopáusico, no me reconozco en él, no me reconozco con los calores, no me reconozco con los dolores de las articulaciones, con cierto cansancio que tengo, con falta de energía, con las pocas ganas de tener relaciones Cuando me vino esa última menstruación y me dolieron las tetas, me dolieron los ovarios, y la sangre era una sangre de adolescente, porque fue una menstruación como las primeras, yo sentí que volví a reconocerme. Con eso, vino un montón de memoria sobre mi vida antes de ser menopáusica, fue muy fuerte esa memoria corporal.

Sufro mucho la falta de deseo y el dolor en las relaciones. Por suerte, mi pareja me acompaña en eso, entonces le damos la vuelta. Ahora estoy usando un gel vaginal que es buenísimo y me ayuda un montón, pero me acompleja porque me duele mucho la penetración al comienzo. Después se me pasa, pero ese dolor del comienzo me trae recuerdos de mis primeras relaciones sexuales que fueron muy traumáticas, un poco violentas. Entonces el sexo se me vuelve algo complicado. Además, como necesito más tiempo para la penetración, olvídate de un polvo espontáneo, más de pasada. Aunque mi novio es genial, es un tema que interfiere en nuestra relación. Soy una persona muy deseante y ahora estoy como mucho más calmada y eso cuesta aceptarlo.

Dejé de ir a mi ginecóloga durante un año y medio, pero tengo que hacerme controles. Cuando volví a los controles, la médica me sugirió considerar una posible terapia de reemplazo hormonal. Yo no tengo ganas, y además se tiene que evaluar por el riesgo de cáncer, sobre todo por el antecedente de mi madre.

Cuando digo que soy menopáusica, no me creen. «¿Cómo? ¿Tan joven?», es lo que escucho. Hay una asimilación entre la menopausia y la edad, como que se ve que eres menopáusica a partir de los 50 y pico, ¿no? Y eso sí lo he sentido muchas veces, que me miren raro. Y si yo digo que lo soy, porque lo digo en todos lados, siento que me miran como si estuviera hablando de algo que es medio como secreto. En la familia de mi pareja, que es numerosa, mis cuñados y cuñadas tienen varios hijos; siento una mirada que de algún modo me sanciona por no poder procrear ni ser madre.

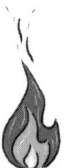

«Hay mucho de secreto milenario en este tema»
Moira Millán tiene 53 años y se define como «weychafe» (guerrera) mapuche.

Como desde los 37 años estoy separada y no tengo pareja y solo me tocaba alimentar a mis hijos y a mis hijas, empecé a pensar en una alimentación especial para mí, sobre todo cuando me acercaba a la plenopausia. Creo que me ayudaron mucho las algas, los hongos y las flores a fortalecerme, no solo en mi parte física, sino también en lo emocional y espiritual.

Indagué sobre el tema con mujeres hermosas de mi pueblo en Gulumapo, Chile, que me ayudaron un montón y entre las cosas que me dijeron fue que recuperara nuestra forma ancestral de alimentarnos porque hoy en día el patriarcado ha impuesto una hegemonía alimentaria también, donde comemos lo mismo que los hombres, aunque tenemos distintas necesidades físicas.

El nombre que le damos a esa etapa en nuestros cuerpos es «*Pe kuyen welay*», que significa «Terminó el ciclo de la luna». «*Kuyen*» es «luna» en mapundungún, la lengua mapuche. Es una construcción muy bonita porque es como si la luna nos viera y, cuando termina el ciclo de la menstruación, la etapa como mujeres fértiles, ya no tenemos ese tiempo con ella.

Llegué a la plenopausia en mayo de 2020, en plena pandemia de covid. Iba a cumplir 50 años. En mi comunidad la recibimos con una ceremonia de gratitud, así que inicié este ciclo con alegría. Tuve que cortarme mi larga trenza y enterrarla para ofrecérsela a la Tierra. Y también hacer una ofrenda al río, agradeciendo como conducto acuífero la fertilidad de mi útero y los hijos que habían salido de él. La hicimos una mañana. Participaron mi familia, algunas amigas y amigos. Recuerdo que después me rapé porque me quedó el pelo corto.

Episodios de sofocones casi no tuve. Todo ese marasmo de emociones, de altibajos en la temperatura, no los atravesé con la fuerza que algunas mujeres blancas me relatan. No sabría explicar la razón de por qué no me sacudió de la misma manera que a muchas de mis amigas. Calculo que tiene que ver con todos los años que me fui preparando.

Le he preguntado a las machis por qué hay una diferencia tan grande en la forma en que experimentamos nosotras la plenopausia y la de las mujeres no indígenas, y en particular las mujeres blancas. Creemos que en gran parte es por la alimentación, yo diría residual, ancestral, porque nuestras antepasadas estaban muy bien alimentadas y eso todavía hoy se ve que está en nuestro ADN.

También celebramos mucho cuando se termina la menstruación y cerramos la etapa de la fertilidad y nos volvemos más telúricas. Y tiene mucho sentido porque cuando estamos en el periodo de la luna, nuestras emociones están revueltas entre esa luna que sacude los mares y que tiene un vínculo directo con todos los conductos acuíferos de nuestros cuerpos-territorios, y luego cuando ya no es la luna la que rige esa vibración, esa sinfonía dentro de nuestro cuerpo, desde esa relación entre el mar y la luna que nos habita, ese océano que nos habita, tenemos una relación de más estabilidad que es enteramente telúrica. Es como que nos enraizamos aún más a la Tierra y nos estabilizamos más. Por lo tanto estamos más calmas. Todo tiene un proceso de más sabiduría, de proceder con menos emoción, con menos pasión.

Hay mucho de secreto milenario en este tema, tanto a través de la medicina de las machis como también de la sabiduría que nuestras ancianas nos entregan para prepararnos en ese ciclo. No los compartiría porque son secretos de mi pueblo. Pero sí diría que es muy importante empezar a recuperar la perspectiva ancestral de los pueblos indígenas en relación con las distintas etapas de la vida, y esta etapa es muy importante porque nos enraíza, comenzamos a generar un rol de acompañamiento, de abuelazgo, sin ser biológicamente abuela quizás, pero asumimos la responsabilidad sobre los jóvenes para trasmitirles nuestra sabiduría y experiencia. A viejo y vieja llega cualquiera, pero llegar a anciano y anciana con sabiduría es un trabajo, es un caminar, que comienza en la juventud.

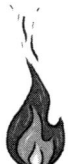

«No tenía la más mínima idea de qué era la premenopausia, ni siquiera que existía»
Virginia es profesora de historia, tiene 52 años y vive en Santa Fe.

Empecé hace un año con hemorragias muy grandes, hasta tal punto que estuvieron a un paso de internarme por la pérdida de sangre. El ginecólogo que me atiende desde hace veintipico años me dijo que lo mejor era tomar pastillas para regularizar el periodo por seis meses. Hice eso, se regularizó, y cuando las dejé, me dijo que me hiciera unos análisis para ver en qué situación hormonal estaba. Los análisis mostraron que ya estaba en la premenopausia. La cuestión es que no tenía la más mínima idea de qué era, ni de que existiera. Desde mis escasos conocimientos, estaba la menopausia y punto. Le pregunté al médico cuáles eran los síntomas y solo me dijo «variados». Le pedí más detalles, una explicación más precisa porque me sentía un poco perdida. Me dijo que dependía de cada mujer, que podía llegar a tener calores o no, que podría sentirme hinchada, todo como muy relativo.

Las respuestas no me satisficieron. Me puse a buscar en Google y empecé a darme cuenta de que muchos de los síntomas que tenía coincidían con los de la perimenopausia o premenopausia. Empecé a tener calores, a hincharme, a cambiar en cuestión de minutos el estado de ánimo, a pasar de estar muy contenta a angustiarme y tener ganas de llorar, estar desganada. Sentía que lo que comía se quedaba en el cuerpo y engordas, tomas agua y engordas... Lo peor fue darme cuenta de que no se hablaba, que en el círculo de las mujeres cercanas era un tema que no estaba en la agenda. Volví a sentirme esa adolescente sin información que fui a los 14 años, cuando menstrué por primera vez, con la diferencia que ahora tengo 52, soy graduada de la universidad y claramente no conocía casi nada de lo que me estaba pasando en el cuerpo. Todo me produjo desazón, más angustia y tristeza. Empecé a pensar que estaba envejeciendo y que el cuerpo me lo estaba mostrando. Y que, tal vez, muy probablemente ese silencio tuviera que ver con el culto a la juventud, que tenemos como sociedad, y me sumo porque soy parte de ella. El hecho de decir que estás premenopáusica o menopáusica no está bien en una sociedad que te exige estar siempre joven, guapa, sin arrugas, sin canas: quedas lejos de los cánones de la belleza hegemónica. Tu cuerpo cambia y no te están gustando esos cambios. Tus emociones son un vaivén, una montaña rusa en un segundo. Para los hombres, ni siquiera es un tema de conversación. Y tratar de explicarles a los demás lo que te está pasando te da vergüenza. Esos calores que son insoportables, porque te queman viva en diez minutos. Parece que te incendian por dentro, transpiras, no quieres mostrar que transpiras en público y transpiras más porque te pones nerviosa, y te quieres ir del lugar en el que estás... Gestionar todo eso me resulta muy difícil. Mi médico me dijo que mejor no tomara nada para contrarrestar semejante maremoto, pero que, si no soportaba los cambios, me iba a recetar medicación como una última instancia. Me los estoy aguantando, pero al borde del colapso.

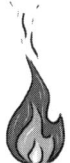

«La última vez me vino como si tuviera 15, fue increíble la sensación vital que tuve»
Vanesa tiene 47 años. Es cantante, compositora y docente.

A los 39, empecé a tener alteraciones en mi regularidad menstrual. Estaba trabajando mucho, con complicaciones económicas y, al mismo tiempo, llegando a los 40 años. Ese cambio de década era toda una hecatombe para mí. A los 42, ya me venía la menstruación cada dos meses o, a veces, más. El primer cambio fue darme cuenta de que procesaba la comida de otra manera y tenía mayor tendencia a engordar. Me acordaba un poco también de mi madre, de cómo había sido muy delgada siempre, incluso después de los embarazos, y yo no tuve ninguno, pero después de la menopausia, sí tenía otra facilidad, digamos, para metabolizar distinto lo que comía y empezó a engordar. A los 44 años, la frecuencia de las menstruaciones era más o menos cada seis meses. Luego, los análisis de sangre me confirmaron que tenía poca producción de estrógenos y se acercaba la menopausia. El 20 de mayo de 2022 fue la última vez menstrué. Me acuerdo bien porque fue el cumpleaños de mi esposa. Y ese día me vino como si tuviera 15, fue increíble la sensación vital que tuve. Ver mi sangre como viva, con un color vivo, y me hizo sentir más joven. Fue genial.

Desde entonces, me he notado muy ansiosa, muy poco tolerante. Es tremendo, estoy haciendo cualquier cosa y en un momento tengo que desprenderme de lo que llevo puesto porque el pecho se me prende fuego y la nuca, también. Empecé a comprarme chaquetas finas y otras prendas que pueda abrir por delante para aliviar cuando me incendio por dentro. Si tienes algo con cierre adelante, lo abres y ya has ganado un montón. Mi médica me recomendó suplementos de hierro y vitamina D; para evitar el aumento de peso, hago actividad física regularmente.

«Todos los días una sorpresa de algo nuevo»
Laureana es abogada previsional, tiene 48 años, dos hijos de 14 y 11 y está separada.

Ahora entiendo a mi madre. Me siento identificada con ella. Recuerdo que lo pasaba muy mal y yo no la entendía. Decía: «Uy, está menopáusica». Me acuerdo de que estaba harta de los calores, deprimida, de bajón. Hay mucha información a la cual no tenemos acceso. De eso es de lo que me di cuenta. Empecé a sentir cambios precipitados, desde dolor en las articulaciones, que antes nunca había tenido, en las manos, hasta el punto de que me cueste escribir. Empecé a tomar colágeno y ando mejor. Siento vergüenza si estoy atendiendo a algún cliente y me empiezan a caer gotas de sudor en la frente. ¿Cómo le digo a este hombre que estoy transpirando por la cabeza?

Por mi profesión, siempre he trabajado con viejos y viejas, y no tenía miedo a envejecer, pero ahora mi percepción ha cambiado y cada día amanezco con el miedo a descubrir alguna señal nueva del paso del tiempo. La piel está cada vez más seca. ¿Cómo puede ser? Si tomo agua, me pongo cremas, y ahora tengo la piel arrugada. Hablé con mi novio, lo sentí receptivo, pero no creo que haya comprendido todo lo que significa la menopausia para mí. Empecé a seguir distintas cuentas de Instagram de mujeres que se especializan en esta etapa, desde el entrenamiento físico hasta la nutrición, para informarme. Me sorprende la rapidez con la que me suceden los cambios, no me da tiempo a acomodarme. De pronto te levantas y tienes cincuenta canas nuevas. ¿Qué ha pasado, si anoche cuando me acosté no las tenía? Es como en la adolescencia; cuando de pronto te despertabas y tenías tetas, y otro día, pelos en la vagina. Como entonces, cada día me pregunto: ¿y hoy qué me va a pasar?

Bibliografía

Libros

- DELANOË, DANIEL, *Sexe, croyances et ménopause*, Hachette, 2007.
- DEUSTCH, HELENE, *La psicología de la mujer*, Losada, 1947.
- FURRER, NIKKI, *Guía del cannabis para la mujer*, Ariel, 2022.
- GAMBA, SUSANA B. y DIZ, TANIA (coords.), *Nuevo diccionario de estudios de género y feminismos*, Biblos, 2021.
- MAGIRENA, SANDRA, *Regreso a mí. Vivir una menopausia consciente*, Editorial El Ateneo, 2021.
- THIÉBAUT, ÉLISE, *Mi sangre. Pequeñas historias de las reglas, de aquellas que las tienen y de aquellos que las hacen*, Hekht, 2018.
- VALLS LLOBET, CARME, *Mujeres invisibles para la ciencia*, Capitán Swing, 2020.
- WITIS, SILVINA, *Menopausia. Qué. Cuándo. Cómo*, Autoría Editorial, 2018.

Artículos, tesis y documentos

- ACUÑA-SAN MARTÍN, MARGOT A. y GALLARDO-GONZÁLEZ, RENÉ P., «Implante de testosterona para la mujer, evaluación de seguridad y efectividad en esta vía de administración», *Revista chilena de obstetricia y ginecología*, vol. 86, diciembre, 2021.
- BAUER, BRENT, «Menopausia y niebla mental (y lo que puede hacer al respecto)». Disponible en inglés en <https://www.thorne.com/take-5-daily>. Traducción de la autora.
- CARBAJAL, MARIANA, «Menopausia: un proceso natural que no hay por qué padecer en silencio», periódico *Página 12*, febrero, 2023.

- CARBAJAL, MARIANA, «Menopausia: es clave no abandonar la actividad sexual», periódico *Página 12,* marzo, 2023.
- DANZEBRINK, D., «Make Menopause Matter in Healthcare, Employment and Education. #MakeMenopauseMatter», 3 de octubre de 2018. Disponible en <https://www.change.org/p/make-menopause-matter-in-healthcare-employment-and-education-edb6e131-884e-4ac3-8f71-a5639ec5d039>.
- EAST GOENAGA, MARÍA SOL, *Mujeres, climaterio, menopausia y su abordaje desde las políticas públicas en salud. Situación actual en la Región de América Latina y el Caribe*, tesis, FLACSO, 2023.
- HICKEY, MARTHA, HUNTER, MYRA S., SANTORO, NANETTE y USSHER, JANE, «Normalising menopause», *British Medical Journal,* junio, 2022. Traducción de la autora.
- LARROSA DOMÍNGUEZ, MIREIA, TEJADA MUSTÉ, RAQUEL, LUGONES BOTELI, MIGUEL y RAMÍREZ BERMÚDEZ, MARIETA, «Apuntes históricos sobre el climaterio y la menopausia», vol. 24, *Revista Cubana de Medicina General*, oct-dic. 2008.
- MARTORELL POVEDA, MARÍA ANTONIA, «Influencia de la cultura en la menopausia: revisión de literatura», revista científica de la Asociación de Historia y Antropología de los Cuidados de la Universidad de Alicante, España, 2020.
- MEJÍA-GÓMEZ, J., PHUNG, N. PHILIPPOULOS, E., MURPHY, K. E. y WOLFMAN, W., «El impacto del consumo de cannabis sobre los síntomas vasomotores, el estado de ánimo, el insomnio y la sexualidad en mujeres perimenopáusicas y posmenopáusicas: una revisión sistemática», revista *Climacteric,* International Menopause Society, diciembre, 2021.
- PÉREZ OLIVA, MILAGROS, «Adiós a los mitos de la menopausia: la rebelión de la mujer madura», periódico *El País,* julio, 2023.

- SANTORO, SONIA, «La menopausia sigue siendo un tabú», periódico *Página 12*, marzo, 2021. Disponible en <https://www.pagina12.com.ar/330788-la-menopausia-sigue-siendo-un-tabu>.
- VINOKUR, MORA, «Menopausia y climaterio. Legislación y proyectos de ley en Argentina y políticas públicas en el mundo», Universidad de Buenos Aires / facultad de Ciencias Sociales, Instituto de Estudios de América Latina y el Caribe, octubre, 2023.
- «The all party parliamentary group #MenopauseRevolution». APPG Menopause, 2023. Disponible en <https://x.com/appgmenopause>.
- «Láser para el manejo del síndrome genitourinario en mujeres con menopausia», portal de la Federación Colombiana de Obstetricia y Ginecología. Disponible en <https://www.fecolsog.org/articulos-noticias/laser-para-el-manejo-del-sindrome-genitourinario-en-mujeres-con-menopausia/>.
- Ley Orgánica 2/2010, de salud sexual y reproductiva y de la interrupción voluntaria del embarazo. Boletín Oficial del Estado de España, 3 de marzo, 2023. Texto consolidado. Disponible en <https://www.boe.es/eli/es/lo/2010/03/03/2/con>.
- «Majority of working women experiencing the menopause say it has a negative impact on them at work». Chartered Institute for Personnel and Development, 2019. Disponible en <https://www.cipd.org/en/about/press-releases/menopause-at-work/>.
- «La Generalitat acuerda hasta ocho horas al mes de permiso por menstruación o menopausia», periódico *El País*, octubre, 2022. Disponible en <https://elpais.com/espana/catalunya/2022-10-06/la-generalitat-acuerda-hasta-ocho-horas-al-mes-de-permiso-por-menstruacion-o-menopausia.html>.
- Proyecto de Ley para la creación de un programa de «Atención y abordaje integral de la menopausia y el climaterio», Argentina, 30/05/2023. Expediente: 2304-D-2023.

Agradecimientos

A todas las mujeres que compartieron sus testimonios.

A Soledad Deza, por regalarme el título.

A cada médica y médico que consulté, especialmente a Sandra Magirena y a Alejandra Belardo.

A Ceci Uthu y a Mario Sebastiani, por pensar también en esta aventura, ofreciéndome información.

A María Elvira Woinilowicz, por sus lecturas atentas.

A Fernanda Mainelli, por confiar en este proyecto desde el primer momento.

A Silvia Itkin, por acompañarme amorosamente.

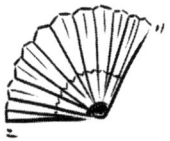

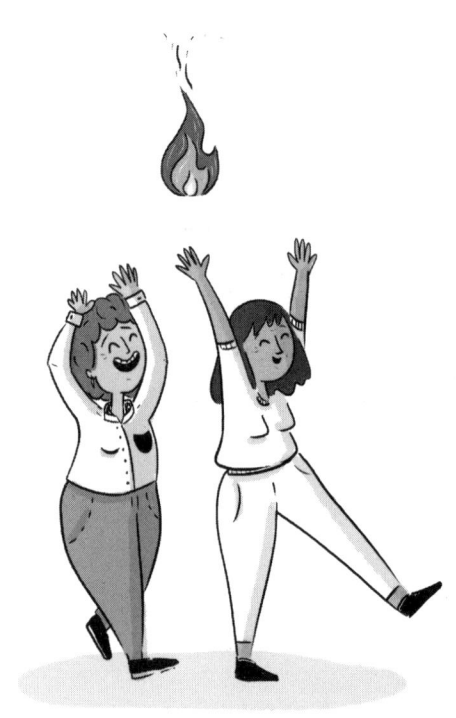

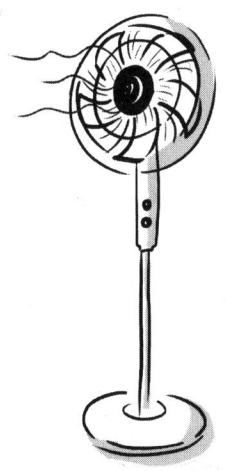